CHOCOLATE
Energia e saúde

CB054483

Dra. Rosana Farah

CHOCOLATE
Energia e saúde

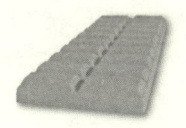

Colaboração:
Regina Zampini

São Paulo
2008

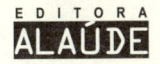

EDITORA
ALAÚDE

1ª edição em agosto de 2008 - Impresso no Brasil - EGB

Publisher: Antonio Cestaro
Editora: Alessandra J. Gelman Ruiz
Capa: Walter Cesar Godoy
Editoração eletrônica: Vivian Vigar
Revisão: Marcela Roncalli

Dados Internacionais de Catalogação na Publicação (CIP)
(Câmara Brasileira do Livro, SP, Brasil)

Farah, Rosana
  Chocolate : energia e saúde / Rosana Farah. -- São Paulo : Alaúde Editorial, 2008.

  1. Chocolate 2. Chocolate - História 3. Chocolate - Processos de fabricação 4. Saúde - Aspectos nutricionais 5. Saúde - Promoção I. Título.

08-07135   CDD-615.535

Índices para catálogo sistemático:
1. Chocolate como alimento : Promoção da saúde
615.535

ISBN 978-85-98497-96-9

Alaúde Editorial Ltda.
R. Hildebrando Thomaz de Carvalho, 60
CEP 04012-120 - São Paulo - SP
Telefax: (11) 5572-9474 / 5579-6757
alaude@alaude.com.br
www.alaude.com.br

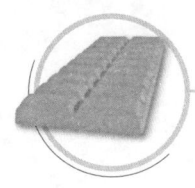

SUMÁRIO

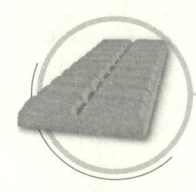

INTRODUÇÃO

O chocolate é uma das unanimidades do paladar humano. Agrada pessoas de todas as idades, e raro é quem deteste essa iguaria. A pessoa pode não ser "viciada", mas desgostar dele não é algo comum. Há até quem se considere "chocólatra", tal sua fixação no produto do cacau. O chocolate impressiona todos os sentidos: além de seu paladar inesquecível, seu aroma é delicioso, sua textura é sedutora, e o ruído de um pacote de chocolate abrindo-se ou de uma barra estalando na boca é irresistível. Aliás, para quem gosta, a simples visão do chocolate convida a colocá-lo na boca. Alguns até dizem que não há nada melhor que saborear um pedaço macio de chocolate que se derrete...

Mas de onde vem esse alimento singular? *Do céu*, responderiam seus apreciadores e maiores fãs. E não é que de certa forma eles têm razão? O nome do chocolate vem de sua denominação científica *theobroma,* que, em grego, quer dizer "alimento dos deuses". Quem batizou a planta do cacau com esse nome foi o botânico sueco Carlos Linnaeus, mais conhecido como Lineu, que conhecia a trajetória do chocolate ao longo da história dos povos.

O chocolate pode ser consumido líquido, sólido, quente, frio, como doce, e até mesmo em preparações salgadas, como no molho de carne de uma receita mexicana. De qualquer maneira, a paixão pelo chocolate é bem antiga: há mais de 3 mil anos ele é consumido pelo ser humano. Não se sabe bem quem descobriu essa preciosidade, se foram os maias, os astecas, os olmecas, ou outros povos, mas o que é certo é que ele continua até hoje fazendo um enorme sucesso.

Por seu alto teor de gordura do tipo saturada e carboidratos, o chocolate é sempre visto como o vilão da alimentação e da boa forma. Mas sabe-se também que ele é composto por mais de 300 substâncias químicas diferentes e por vários nutrientes necessários ao corpo, sendo fonte de proteínas, energia e gorduras, além de potássio, cálcio, magnésio e vitaminas do complexo B. Mais recentemente, estudos têm demonstrado que o chocolate escuro, principalmente o amargo, pode oferecer vários benefícios à saúde, como proteger os vasos sanguíneos, combater a hipertensão arterial e promover a saúde do coração.

Mas, afinal, chocolate faz bem ou faz mal para a saúde? A resposta é simples: depende do bom senso de quem o consome. O chocolate tem muitas propriedades nutritivas, mas, como sempre, o excesso pode causar danos ao corpo, pondo fim à mais rígida dieta alimentar, aumentando os riscos de doenças cardiovasculares e de outros males provocados pela obesidade.

Consumindo-o com o devido equilíbrio e precaução, não há limites para o que se pode fazer com o chocolate. Nas próximas páginas, conheça mais da história, composição, usos, aspectos e receitas feitas com o chocolate, e saiba como se beneficiar das deliciosas propriedades desse incrível "alimento dos deuses", que pode fazer muito bem à saúde e ser consumido "sem culpa".

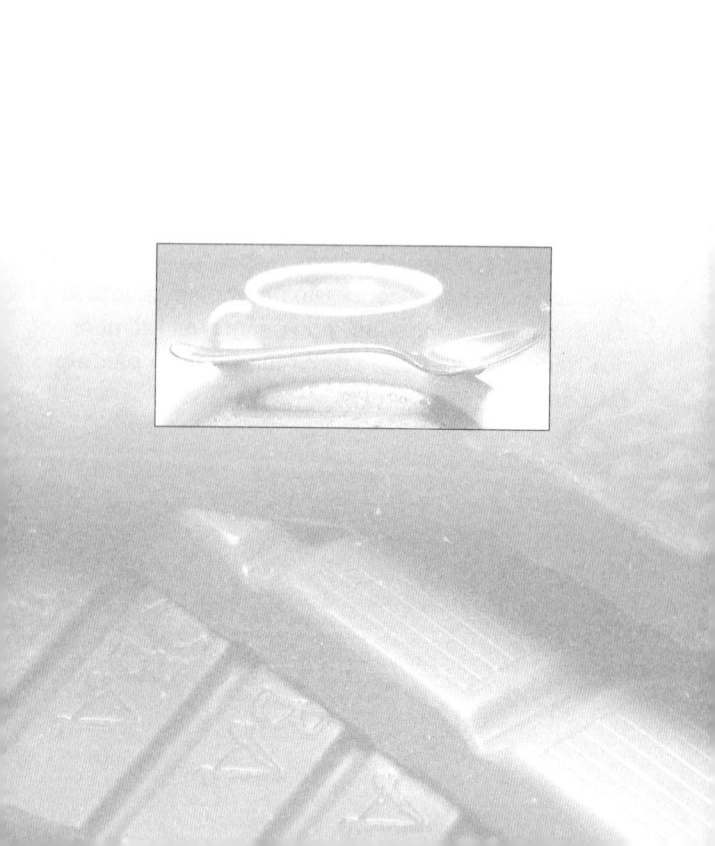

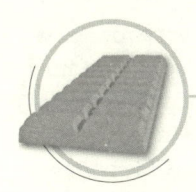

CAPÍTULO I

HISTÓRIA E ORIGEM DO CHOCOLATE

A história do chocolate é das mais interessantes. Os registros mais antigos do chocolate datam de 1500 a.C., das florestas tropicais da América Central, nas quais a umidade vinda de muita chuva combinada a temperaturas altas durante o ano todo fornecem o clima ideal para o cultivo do cacaueiro, árvore da qual o chocolate é proveniente. Alguns registros indicam que foram os olmecas os primeiros a utilizar e a cultivar o cacau, mas é sabido que ele era conhecido também dos maias e astecas.

Não há muitos vestígios arqueológicos do consumo do cacau. O que restou foi a tradição oral reunida e transmitida pela civilização maia, herdeira das plantações olmecas da costa do golfo do México. No entanto, há uma certeza: as bebidas achocolatadas já existiam, pelo menos, desde o século VI a.C., fato comprovado pela descoberta, em Belize, de um pote com vestígios de chocolate.

Por volta de 1300 d.C., os astecas, guerreiros nômades que vieram do norte, instalaram-se no alto do atual México, a 2 mil metros de altitude, de onde controlavam um imenso império que se estendia até a Guatemala. Os astecas cultuavam o deus *Quetzalcoatl*. Ele personificava a sabedoria e o conhecimento, e, segundo o que se conta, foi quem lhes teria dado, entre outras coisas, o chocolate. Os astecas acreditavam que *Quetzalcoatl* trouxera do céu para o povo as sementes de cacau. Eles festejavam as colheitas, oferecendo, às vítimas de sacrifícios, taças de chocolate. Diz a lenda que, um dia, *Quetzalcoatl* ficou velho e decidiu abandonar os astecas. Partiu em uma jangada de serpentes para seu lugar de origem, a *Terra do Ouro*. Antes de partir, porém, ele prometeu voltar no ano do "cunho", que ocorria uma vez a cada ciclo de 52 anos no calendário que ele mesmo criara para os astecas.

Os astecas do centro do México viviam um pouco mais ao norte das regiões ideais de incidência do cacaueiro, em áreas mais altas e áridas, nas quais o clima não era condizente com o cultivo da árvore. Mesmo não cultivando o cacaueiro, uma vez que as árvores não se aclimatavam ao frio dos altos planaltos, os astecas foram consumidores fanáticos do chocolate, privilégio de algumas castas, pois só os nobres e os guerreiros tinham o direito de se regalar com a luxuosa bebida, chamada por eles de *tlaquetzalli* (coisa preciosa).

Por ser uma mercadoria rara, os homens carregavam o cacau nas costas por centenas de quilômetros, desde o local em que era cultivado até a capital *Tenochttlán*, futura Cidade do México. Adquiriam-no por meio de trocas ou como espólio de guerra. As sementes de cacau valiam tanto que eram usadas como moeda, da mesma forma que as pedras preciosas.

Os maias, por sua vez, também conheciam o chocolate e, por volta de 600 a.C., estabeleceram as primeiras plantações de cacau em Yucatán e na Guatemala. Considerados importantes comerciantes na América Central, eles aumentaram mais ainda suas riquezas com as colheitas de cacau. Dele se obtinha uma bebida fria e espumante, chamada "*tchocolatl*" (água amarga). O valor do cacau também estava em suas sementes, e, por isso, elas também eram as moedas para os maias. Para eles, oito sementes de cacau compravam um coelho, e cem valiam um escravo.

Os astecas, assim como os maias, consumiam o cacau em rituais, como uma bebida fermentada feita das sementes, fria e amarga. Eles consideravam o chocolate um afrodisíaco, e seu imperador, Montezuma, tinha reputação de bebê-lo cinqüenta vezes ao dia, em uma taça de ouro, pois dizia que "*essa bebida divina traz resistência e combate a fadiga. Uma taça desse precioso líquido permite que um homem ande por um dia inteiro sem precisar de comida*". À mesa de Montezuma, a refeição terminava suntuosamente com o *tchocolatl*. Apreciado sobretudo pela espuma, que se obtinha ao despejar o líquido do alto, o *tchocolatl* era degustado sempre seguido de um charuto cuidadosamente enrolado, em um ritual cercado de requintes.

Os sacerdotes-médicos astecas prescreviam cacau misturado a ossos moídos exumados de seus ancestrais como cura para a diarréia. Na civilização maia, seus feiticeiros receitavam cacau como estimulante e como pomada analgésica. A manteiga de cacau era, ainda, utilizada como ungüento para os ferimentos.

Quando Cristóvão Colombo chegou à América, provou o chocolate e levou-o para a Europa, na volta de sua quarta viagem ao Novo Mundo, por volta de 1502. Teria levado sementes de cacau para o rei Ferdinando e para a rainha Isabel, mas elas passaram quase desapercebidas no meio de todas as outras riquezas que trouxe. O "*tchocolath*", entretanto, não era a bebida agradável de hoje. Era bastante amarga e apimentada. As tribos da América Central geralmente preparavam-no misturado a vinho ou a um purê de milho fermentado, adicionado de especiarias, pimentão e pimenta. Naquela época, o chocolate era reservado apenas aos governantes e soldados, pois se acreditava que, além de possuir poderes afrodisíacos, dava força e vigor àqueles que o bebiam.

A Espanha conhece o chocolate

Mais tarde, em 1519, o explorador espanhol Fernão Cortez e seus 600 soldados desembarcaram no México, pretendendo conquistá-lo, fazendo os preparativos para o combate. Mas, para surpresa geral, o imperador asteca Montezuma e seus súditos receberam-nos com cordialidade. Vítimas de sua própria lenda, eles acreditaram que Cortez fosse a reencarnação do bondoso deus *Quetzalcoatl*, pois o ano 1519 coincidia com o ano de "um cunho" no calendário asteca, o ano que *Quetzalcoatl* prometera voltar. O povo, alegre, festejava, e o imperador acolheu Cortez com um grande banquete regado a taças de ouro cheias de "*tchocolath*", e o espanhol teve sua experiência com as "bolhas cremosas de chocolate". Mas a desilusão não tardou a chegar: o suposto *Quetzalcoatl*, aquele que havia dado o chocolate a seu povo, parecia não ter tomado a bebida antes, e nem mesmo aparentava gostar dela.

Cortez, sem dúvida, ficou muito impressionado com a mística que envolvia o chocolate, e mais ainda com seu uso corrente. Assim, com o intuito de gerar riquezas para o tesouro de seu país, estabeleceu uma plantação de cacau para o rei Carlos V, da Espanha. E, como bom negociante, começou a trocar as sementes de cacau por ouro, um metal indiferente àqueles povos.

Para os nativos, o chocolate era considerado bom quando fazia muita espuma; assim, os colonos espanhóis inventaram, no México, as primeiras chocolateiras, simples potes de barro em cuja tampa de madeira havia um furo pelo qual se introduzia uma espécie de batedor, responsável pela produção das tão cobiçadas bolhas. Os colonos espanhóis e suas famílias fartavam-se de chocolate, tomando-o pelo menos duas vezes ao dia, de manhã e à tarde. Assim, o elixir dos antigos deuses foi admitido até nas igrejas, nas missas solenes, quando era servido às senhoras da alta sociedade.

Em 1520, Cortez respondeu com traição a acolhida que recebera do povo asteca. Prendeu o imperador Montezuma atrás das grades e invadiu suas terras. Tanto Montezuma quanto seu sucessor foram assassinados pelas tropas de Cortez, e o México passou a ser colônia espanhola, permanecendo nessa situação por 300 anos.

Em 1528, Cortez levou para a Espanha novas sementes de cacau e as ferramentas necessárias para seu preparo. Os espanhóis, aos poucos, acostumavam-se ao chocolate e, para atenuar seu amargor, diminuíam a proporção de especiarias e adoçavam-no com mel, e também acrescentavam baunilha, tornando-a menos amarga e mais palatável, portanto, ao gosto europeu. Já o rei Carlos V tinha o hábito de tomá-lo com açúcar. Cortez levou para a Espanha todo o conhecimento daquelas tribos primitivas de como lidar com o cacau para preparar o chocolate. Sabia como colher, retirar as sementes dos frutos e depois espalhá-las ao sol para fermentar e secar. Sabia também que elas deviam ser assadas sobre o fogo e depois esmagadas em uma gamela de pedra, até se obter uma pasta aromática, que era misturada com água para se chegar à bebida.

Na Espanha, as cozinhas dos mosteiros serviam como local de experiência para o aprimoramento do chocolate e para a criação de novas receitas. Os monges aperfeiçoaram o sistema de torrefação e moenda do chocolate, transformando-o em barras e tabletes para serem dissolvidos em água quente, como era apreciado nos salões aristocráticos.

O chocolate difunde-se pela Europa

Durante todo o século XVI, porém, os espanhóis conservaram para si essa preciosa iguaria, não querendo compartilhá-la com outros países. No entanto, em meados do século XVII, começaram a vazar as primeiras informações sobre o chocolate. Ao longo dos 150 anos seguintes, a novidade foi se espalhando pelo resto da Europa, e seu uso foi sendo difundido na França, Inglaterra, Alemanha, Itália e outros países. Vários ingredientes continuavam sendo agregados ao chocolate líquido: leite, vinho, cerveja, açúcar e especiarias.

Sabe-se que, em 1595, o *tchocolatl* ficou conhecido em Florença e em Veneza, onde surgiram, no século XVIII, os primeiros locais públicos em que se podia tomar a bebida quente. O casamento, em 25 de outubro de 1615, do rei Luís XIII, da França, com a infanta da Espanha, Ana da Áustria, sela a conquista do chocolate na França. A pequena rainha, de apenas 14 anos, adorava chocolate e trouxera da Espanha tudo o que era necessário à sua preparação. E os cortesãos, para ganhar sua simpatia, adotaram sua bebida preferida, que passou a fazer parte da corte. Um dos convites mais requisitados em Paris era "para o chocolate de Sua Alteza Real".

Em 1657, surgiu, em Londres, a primeira loja de chocolate, pelas mãos de um francês. Na época, era uma bebida destinada apenas às classes altas por causa de seu preço. Em 1659, David Chaillou começou a vender em Paris as primeiras tortas de chocolate. Em 1660, o filho de Ana da Áustria, Luís XIV, que subira ao trono, casou-se com outra princesa espanhola, Maria Teresa, e essa união acabou firmando o domínio francês da iguaria. Conta-se que quando a princesa Maria Teresa da Espanha foi prometida em casamento a Luís XIV, ela enviou-lhe chocolate de presente em uma cesta ornamentada. Mais tarde, sua fixação por chocolate tornou-se tão intensa que ela contratou seu próprio *chocolatier*. Uma década depois, o *chef* Lassagne, que trabalhava para o duque de Plessis-Praslin, criou o primeiro bombom de que se tem notícia, coberto de caramelo.

Em meados de 1720, os cafés de Florença e Veneza passaram a oferecer chocolate, cuja fama estendeu-se até os países vizinhos. As chocolatarias italianas, especialistas na arte do chocolate, foram imitadas na Alemanha e na Suíça. Enquanto a monarquia solidifica-va o hábito de consumir chocolate na França, outros países também começavam a se interessar por ele e a procurar por sua própria fonte de suprimento. Pouco a pouco, a produção artesanal deu lugar à produção em massa, e, por volta de 1730, seu preço já era acessível a boa parte da população, pois, com a invenção da prensa de cacau, em 1728, houve uma diminuição dos custos de produção. Interessada em suprir seu consumo, a França começou a cultivar cacau em sua ilha nas Índias Ocidentais, a Martinica. Enquanto isso, ele era introduzido nas ilhas de Jamaica, Trinidad e São Domingos. Mais tarde, chegava às Filipinas e a outras regiões da Ásia.

Em 1765, um médico, James Barker, de Dorchester, associou-se a um fabricante de chocolate recém-chegado da Irlanda, John Honnon, e fundou a primeira fábrica de chocolate dos EUA: a *Companhia Barker*. Naquela época, o chocolate já podia ser consumido temperado com cravo ou almíscar, dissolvido em vinho ou leite quente e adoçado com açúcar. Começou a ser aperfeiçoado e surgiam novidades.

Em 1795, os ingleses começaram a usar uma máquina a vapor para esmagar os grãos de cacau, e esse invento deu início à fabricação de chocolate em maior escala. Em 1819, François Louis Cailler abriu a primeira fábrica de chocolates suíços, tendo aprendido os segredos de como fazê-lo na Itália. Sete anos depois, em 1826, Philipp Suchard começou a fazer chocolate misturado a avelãs moídas.

Na época de Napoleão Bonaparte, o consumo de chocolate tornou-se praticamente obrigatório entre as tropas e generais franceses, uma vez que gerava uma energia de efeitos estimulantes, que lhes permitia andar por dias e dias, sem ingerir qualquer outro alimento. É relatado que o próprio Napoleão tomava a bebida compulsivamente para se manter acordado, efeito decorrente de substâncias estimulantes, como a teobromina e a cafeína presentes no chocolate.

Mas a verdadeira revolução do chocolate aconteceu em 1828, quando o holandês Coenraad Van Houten desenvolveu uma máquina revolucionária, uma prensa hidráulica que pela primeira vez permitia a extração, de um lado, da manteiga de cacau, e do outro, a torta, ou massa de cacau, que era pulverizada para se transformar em pó de cacau, que quando acrescido de sais alcalinos tornava-se facilmente solúvel em água. Daí ao desenvolvimento de bebidas achocolatadas foi um passo rápido.

Chocolate sólido

Durante boa parte do século XIX, o chocolate continuou a ser consumido exclusivamente na forma líquida, mas, a partir de 1861, passou a ser vendido na forma sólida, uma mistura da massa de cacau com manteiga de cacau, fazendo aparecer os primeiros tabletes de chocolate mais ou menos como os conhecemos hoje. Geralmente, na época, eram vendidos acondicionado em caixas com formato de coração. Apenas em 1875, em Vevei, na Suíça, o *chocolatier* Daniel Peter, utilizando o leite em pó inventado por seu conterrâneo Henri Nestlé, desenvolveu a técnica de adição de leite ao chocolate, criando o produto final que consumimos até hoje. No ano de 1879, Rodolphe Lindt, de Berna, produziu o primeiro chocolate suíço com a qualidade atual, e que tem como principal característica se desfazer na boca!

Em 1914, iniciou-se a Primeira Guerra Mundial, determinando o fim da expansão das indústrias chocolateiras. Foram feitas restrições às exportações do produto. Tabletes de chocolate passaram a fazer parte da ração de emergência dos soldados americanos em serviço, pois, além de bastante energético, mantinha a temperatura do corpo estável. Mas a experiência não deu muito resultado. Para cumprir o papel de ração de emergência, o chocolate era demasiado irresistível para ser guardado sem ser comido.

Em 1945, terminava a Segunda Guerra, e, com ela, as barreiras ao desenvolvimento das indústrias do chocolate. No Brasil, a lavoura cacaueira começou a se expandir na Bahia no século XVIII.

O chocolate no Brasil

Alguns estudiosos dizem que 1665 foi o ano da primeira tentativa de implantar a cultura cacaueira na Bahia. Mas isso aconteceu mesmo em 1746, quando o colono francês Louis Frederic Warneaux trouxe sementes do Pará e plantou-as na fazenda Cubículo, à margem direita do rio Pardo, na capitania de São Jorge de Ilhéus, hoje município de Canavieiras. As condições climáticas, a topografia e o solo baiano eram propícios à cultura do cacau, e, por essa razão, a região de Ilhéus acabou se tornando uma poderosa produtora e principal pólo brasileiro em 1874, com extensos cacaueiros rapidamente se desenvolvendo por lá. São muitas as razões que explicam a adaptação dessa cultura em terras baianas, entre elas o clima quente e úmido, semelhante a seu habitat original, bem como as sombras das árvores de maior tamanho, presentes na mata atlântica.

A partir de 1860, o cacau tornou-se muito requisitado pelas fábricas de chocolate da Europa e dos Estados Unidos. Praticamente toda safra era exportada, pois, no país, não havia o costume de se consumir o fruto e seus derivados, tendo sido somente na virada do século que apareceram as primeiras manufaturas nacionais. Começou, então, o auge da cultura do cacau no país, tendo o Brasil permanecido como maior produtor mundial até meados da década de 1920.

O sul do Estado da Bahia tornou-se o principal produtor de cacau brasileiro, e por mais de um século foi um dos maiores exportadores do mundo, chegando a produzir mais de 400 mil toneladas por ano. A lavoura cacaueira começou a se expandir na Bahia. Essa expansão, porém, aconteceu com lutas violentas, que se prolongaram até as primeiras décadas do século XX. Os latifúndios foram invadidos, e aconteceram muitas aquisições ilícitas de terras.

Em 1929, o "crack" da bolsa de Nova York representou a primeira grande crise da economia agroexportadora da Bahia, uma vez que os Estados Unidos eram os maiores importadores das amêndoas brasileiras. As oligarquias brasileiras desapareceram, com os latifúndios sendo divididos em fazendas organizadas, por motivo de herança ou econômicos, a partir da revolução de 1930. Em 1931, houve um marco no desenvolvimento da cultura: criou-se o Instituto de Cacau da Bahia. Em março de 1941, ele foi transformado em autarquia. Em 1957, institui-se a Comissão Executiva do Plano de Recuperação Econômico-Rural da Lavoura Cacaueira (Ceplac), com seu Centro de Pesquisas do Cacau (Cepec) e seu Departamento de Extensão (Depex).

A partir de 1954, instalaram-se no Estado de São Paulo as primeiras plantações. O Instituto Agronômico do Estado, em Campinas, mantinha fazendas experimentais com produções de até seis quilogramas de sementes por planta. Amapá, Amazonas, Pará, Maranhão, Pernambuco, Bahia, Minas Gerais, Espírito Santo, São Paulo, Rondônia e Mato Grosso foram os Estados brasileiros que produziram cacau.

Na década de 1960, houve uma nova queda na cotação do fruto, por causa da grande produção internacional, gerando a segunda grande crise no setor. Para agravar ainda mais a crise que se arrastava por anos, a produção de cacau no Brasil enfrentou um poderoso inimigo: um fungo denominado *Crinipellis perniciosa*, causador de uma doença popularmente conhecida como "vassoura-de-bruxa", que praticamente dizimou os cacaueiros no Brasil na década de 1990, especialmente no sul da Bahia.

Não se sabe ao certo como a doença, que é endêmica na região amazônica, chegou à Bahia, mas o fato é que ela se disseminou por quase todas as propriedades, em poucos anos. Em 1995, o governo federal lançou o Programa de Recuperação da Lavoura Cacaueira Baiana, o qual visava ao combate à vassoura-de-bruxa. Graças à pesquisa agropecuária, aos poucos o país vai retomando a produção. Algumas pesquisas merecem destaque, como a clonagem de mudas de cacau resistentes ao fungo, e o chocolate à base de cupuaçu, cujas sementes são ricas em lipídios, proteínas e calorias, e que, depois de fermentadas, torradas e moídas, geram o *cupulate* que, segundo especialistas, tem composição química e nutricional semelhante ao chocolate tradicional.

A concorrência com outros países, a praga da "vassoura-de-bruxa" que assolou as plantações, e a falta de investimentos foram as principais causas da queda de produção brasileira.

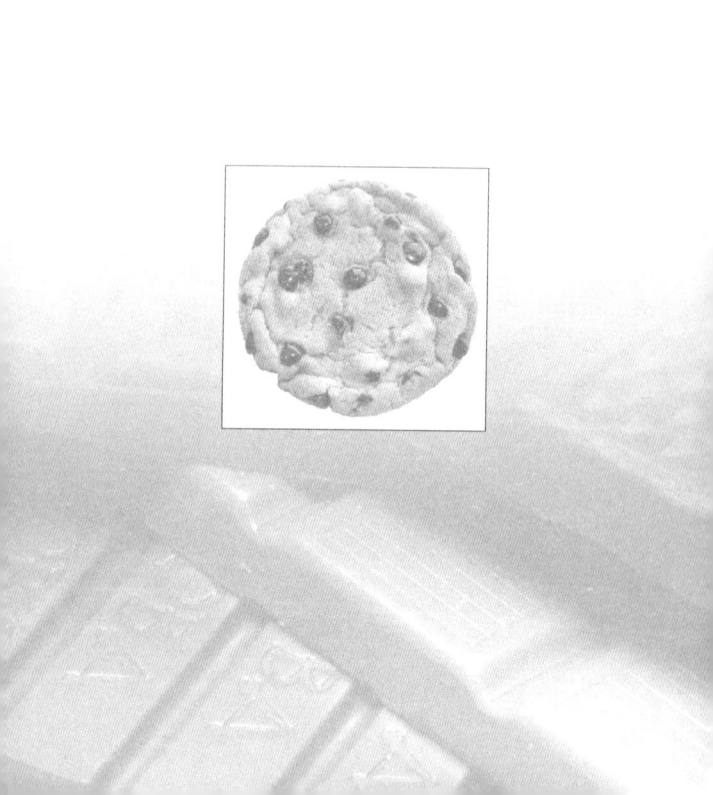

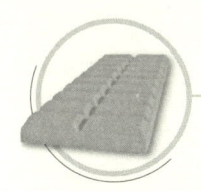

CAPÍTULO II

COMO É FEITO O CHOCOLATE

O chocolate é um alimento feito a partir das sementes do cacau, fruto do cacaueiro, cujo nome científico é *Theobroma cacao L.* O chocolate pode apresentar-se na forma líquida, pastosa ou sólida à temperatura ambiente, com sabor que vai do doce ao amargo. É obtido a partir da mistura de ingredientes derivados do cacau, como o farelo, massa ou pasta de cacau, manteiga de cacau, podendo haver adição de outros ingredientes como açúcar, leite, amêndoas, etc.

O cacau tem a forma de uma cápsula ovalada de 15 a 30 centímetros de comprimento por 8 a 13 centímetros de largura, que apresenta de cinco a dez saliências longitudinais arredondadas, cuja cor varia do amarelo claro ao vermelho escuro. Seu interior contém cinco filas de sementes ovóides com cerca de 2 centímetros de comprimento, revestidas de uma polpa esbranquiçada, um pouco ácida.

O cacaueiro é uma árvore equatorial a tropical, que vive bem na faixa geográfica que fica entre 20 graus de latitude sul e 20 graus de latitude norte. Prefere altitudes entre 400 e 700 metros do nível do mar. Precisa de chuvas regulares, e de solo profundo a fértil. É uma árvore frágil, delicada, sensível a extremos climáticos, e muito vulnerável a pragas e fungos. Sua altura atinge entre cinco e dez metros na maturidade, e os primeiros frutos podem ser colhidos mais ou menos cinco anos após o plantio.

A árvore torna-se adulta aos dez anos, e pode, em circunstâncias excepcionais, produzir até os 50 anos de idade. As flores pequenas brotam nos galhos e no tronco da árvore, e precisam de cinco a sete anos para se transformar em frutos maduros. Cada fruto contém entre 20 a 40 sementes envoltas numa polpa macia de cor castanha esbranquiçada.

A cultura do cacau

A cultura do cacau é considerada artesanal, pois necessita de mão-de-obra em todas as etapas do plantio, desde a colheita até a entrega das sementes às fábricas de chocolate. No Brasil, o período de colheita vai de abril a junho. Para fazer um bom chocolate, os frutos devem ser colhidos maduros. Essa maturação é determinada pelo calor e pelo ruído que o fruto faz ao ser levemente sacudido. O fruto é aberto com um facão, e, em seguida, as sementes são debulhadas e selecionadas, e depois separadas da polpa para fermentação.

Fermentação

O cacau, quando colhido e aberto, revela filas de sementes brancas e carnudas, e seu alto teor de açúcar propicia a fermentação. Esse procedimento aumenta a temperatura para 45 a 50°C, sendo que, dessa forma, a capacidade de germinação das sementes é perdida, e o meio torna-se acidificado, com formação de produtos aromáticos e caloríficos e transformação dos taninos de sabor adstringente. Todo esse processo faz com que a polpa que envolve as sementes se transforme em ácido acético.

Em média, as sementes fermentam por 4 a 7 dias, conforme a variedade, sendo revolvidas a cada 24 horas. A primeira fermentação, chamada de anaeróbica (sem oxigênio), é feita sob uma camada de folhas, e graças às leveduras, a polpa ácida e adocicada transforma-se em álcool (fermentação semelhante à do mosto da uva). Em seguida, ocorre a fermentação láctica curta, na qual os componentes sofrem uma série de reações bioquímicas que resultam na formação dos precursores dos aromas. A fermentação correta das sementes de cacau é essencial para que seja formado um aroma adequado e para que se previna o desenvolvimento de microrganismos indesejados, como fungos e bactérias butíricas.

Secagem

Finalizada a fermentação, o passo seguinte no beneficiamento do cacau é a secagem das sementes. Essa operação diminui a taxa de umidade para 7%. As sementes são expostas ao sol por mais ou menos 15 dias, espalhadas sobre barcaças, áreas cimentadas ou lonas, sendo freqüentemente revolvidas para que a secagem seja homogênea e não haja a formação de bolor o mofo. A secagem natural, ao sol, propicia um cacau de qualidade. É totalmente desaconselhável (inclusive inaceitável) a secagem artificial, como pelo calor do fogo à lenha, pois deixa a amêndoa com cheiro de fumaça. Nesse processo de secagem, os taninos são oxidados, o ácido acético é eliminado, assim como os ésteres e outras substâncias aromáticas não desejadas; as larvas e ovos de parasitas também são eliminados. As reações térmicas e enzimáticas reforçam o aroma e acentuam a cor, sendo que, dessa forma, o grão torna-se duro e quebradiço, o que facilita a separação da casca. Tendo sido realizado esse processo, os grãos devem ser rapidamente esfriados para evitar a secagem excessiva. Alguns secadores possuem tetos móveis que permitem cobrir o cacau em caso de chuva e ao anoitecer.

Limpeza e torrefação

Depois de secas, as sementes passam por um processo de limpeza, que começa com a eliminação de impurezas (1 a 1,5% do peso total), tais como fiapos das sacas, pedaços de galhos, pedrinhas, areia, etc. Isso é feito mecanicamente por um sistema de escovas e peneiras. Depois de limpas, as sementes são encaminhadas para a torrefação, cujo objetivo principal é o desenvolvimento do aroma, além de facilitar que sejam descascadas.

A torrefação confere às sementes o aroma e o sabor definitivos do cacau e, por isso, é uma etapa crucial para a qualidade final do chocolate. Os parâmetros de tempo e temperatura são modulados de acordo com a variedade das sementes: a torrefação forte destina-se ao cacau padronizado (40 minutos, a 140°C) que deve todo o seu aroma a essa operação; a mais moderada e curta (20 a 30 minutos, a 110°C) preserva todas as características do cacau aromático. A torrefação também contribui para diminuir a taxa de umidade, que cai de 7% para 2%. No fim desse processo, as amêndoas do cacau passam por um resfriamento rápido para evitar a queima interna das sementes.

No estágio seguinte, ocorre a separação das cascas e das sementes pela quebra dos grãos, que se dá por meio de trituração em cilindros. Às sementes de cacau secas, limpas, torradas e quebradas, dá-se o nome de NIBS.

A textura do chocolate é uma condição essencial para sua qualidade, e, por isso a trituração e o refino (trituração fina) são etapas extremamente importantes. Nelas, os NIBS são moídos em cilindros de diversos tamanhos, geralmente cinco cilindros, até se obter uma massa de partículas finas (de 20 a 30 mícrons) para formar a massa, "licor" ou pasta de cacau. O tamanho das partículas chega a 20 mícrons porque esse é o limite de percepção das partículas sólidas pelo paladar humano. O rendimento desse processo para obtenção da massa de cacau é de 80%.

Etapas do processamento do cacau

Grãos de cacau fermentados ➜ sementes secas ➜ limpeza ➜ torrefação ➜quebra dos grãos (retirada das cascas) ➜ NIBS ➜ pré-moagem dos NIBS ➜massa de cacau ➜ moagem final.

Essa massa pode ter dois destinos diferentes: a fabricação de chocolate em pó ou a produção propriamente do chocolate. Uma semente de cacau possui 50 a 60% de gordura e 40 a 45% de matéria seca e lenhosa. No caso do chocolate em pó, a massa de cacau passa por uma prensagem hidráulica (a uma pressão de 350 a 530 bars), que resulta, de um lado, na manteiga de cacau, e, de outro, em uma torta de cacau.

A manteiga de cacau, considerada o subproduto mais nobre (e caro) da prensagem, tem uma tonalidade amarela clara, e possui um odor comparável ao chocolate, com a vantagem de não se tornar rançosa e ter boas características de conservação. A manteiga de cacau industrial raramente é utilizada nesse estado. Em geral, passa por um processo de desodorização antes de ser comercializada. Tem também a qualidade organoléptica de passar do estado líquido ao estado sólido sem alterações em sua natureza física. Liquidifica-se em temperatura próxima a 37°C.

A torta passa por mais um processo de moagem para se obter um pó fino de variadas granulações, que pode ainda ser alcalinizado para tornar-se mais solúvel. Ao ser pulverizada, a torta de cacau produz o cacau em pó, destinado às receitas de bolo. Para fabricar os achocolatados industriais, usados em sorvetes e laticínios, e aqueles consumidos no café-da-manhã, as sementes devem passar por uma etapa prévia de alcalinização.

Subprodutos do cacau

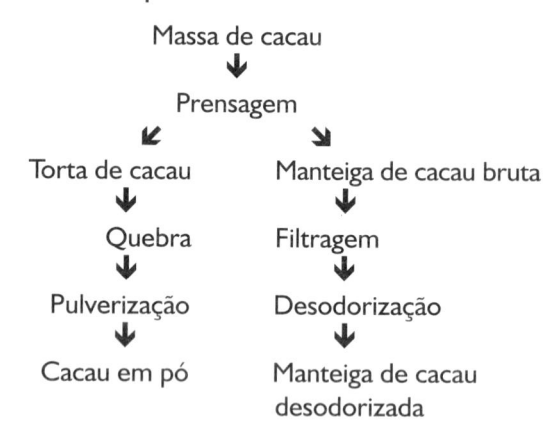

Resumindo, do processamento da massa de cacau são obtidos, principalmente, os seguintes produtos:

Torta de cacau: produto que resulta da separação da manteiga de cacau por pressão ou torsão.

Manteiga de cacau: é a gordura extraída da massa de cacau por meio de prensagem. É caracteristicamente uma massa sólida, que funde a 29°C, de cor branca ou amarelada, cujo aroma e sabor são próprios do cacau. A manteiga de cacau é um dos principais componentes do chocolate, pois lhe atribui sabor, textura, *snap* (dureza e quebra), fusão e liberação do aroma durante a degustação do produto.

Cacau em pó: obtido pela pulverização da torta de cacau. É a parte sólida obtida a partir da prensagem da massa de cacau, denominada torta. É moída e resfriada a uma temperatura controlada e, dependendo do grau da prensagem, pode-se obter pó de cacau magro (10 a 12% de manteiga de cacau) e pó de cacau gordo (20 a 22% de manteiga de cacau). No pó de cacau, os atributos mais importantes são a cor e a finura. A variação de cor é obtida no processo de alcalinização, e a finura é controlada por intermédio das peneiras utilizadas no moinho.

Para fazer o chocolate

Na fabricação do chocolate, usa-se massa ou pasta de cacau (ou pastas, no caso de mistura de sementes de lugares diversos) e outros ingredientes. Todo fabricante tem, para cada um de seus produtos, uma formula própria, na qual a proporção dos ingredientes varia conforme o produto final. A fabricação de chocolate é composta de cinco etapas básicas:

- Malaxação
- Refino
- *Conching*
- Têmpera
- Modelagem

Malaxação: a massa de cacau é misturada às outras matérias-primas, que são geralmente açúcar, manteiga de cacau e, dependendo do tipo, leite em pó. Essa mistura é feita em uma masseira ou tanque. A mistura é malaxada, ou seja, misturada, até se obter uma massa homogênea.

Refino: a massa homogeneizada passa por moedores, que reduzem suas partículas até um tamanho de 15 a 20 mícrons.

Conching: é uma operação crucial, feita entre 60 e 80°C, que dá ao chocolate firmeza a suntuosidade, e pode demorar de 12 horas até 5 dias. O *conching* ou conchagem diminui a taxa de umidade cerca de 1%, evapora os compostos remanescentes, os ácidos indesejáveis, equilibra os aromas (com incorporação eventual de baunilha) e dá à emulsão de chocolate a textura aveludada. Essa etapa é composta de dois tipos de conchagem: a seco, que utiliza um processo de fricção para polir as partículas de cacau e de açúcar, e a conchagem líquida, em que é adicionada a manteiga de cacau, substância responsável pela untuosidade, viscosidade e brilho do chocolate.

Têmpera: na fase da têmpera ou temperagem, o chocolate está quente e líquido. Para se solidificar corretamente, ficar brilhante e fácil de desmoldar, ele deve ser "temperado". Na prática, ele deve ser colocado em temperaturas para cristalizar-se, segundo uma curva de cristalização, na qual existem três níveis bem definidos: para o chocolate amargo, isso é feito a 45°C (totalmente derretido), a 27°C (ponto de cristalização) e, por fim, a 31°C, temperatura ideal para que esse tipo chocolate seja trabalhado.

Modelagem: depois da têmpera, o chocolate é automaticamente derramado em fôrmas ou moldes específicos, que são colocados em esteiras rolantes. Avelãs, flocos de arroz ou recheios podem ser acrescentados, e, em seguida, as fôrmas são submetidas a um mecanismo vibratório, que espalha o chocolate de maneira uniforme. Bombons e tabletes recheados recebem uma camada final de chocolate, antes de passar pelo túnel de resfriamento, a 10°C, para, em seguida, serem desenformados.

Os recheios podem ser de *ganache*, *pralinê*, marzipã, e podem haver revestimento por uma ou duas camadas de chocolate por uma máquina chamada cobrideira, sendo que o duplo revestimento evita bolhas de ar. Em geral, esse processo se dá mecanicamente, por meio de uma esteira que os leva até o "banho de chocolate". No entanto, quando a produção é feita de modo artesanal, o recheio pode ser mergulhado manualmente no chocolate temperado, com um garfo de 2 dentes, resultando em um produto altamente refinado. Todo esse processo é muito delicado, e qualquer descuido, principalmente nas fases de *conching* e têmpera, pode ocasionar a perda do chocolate.

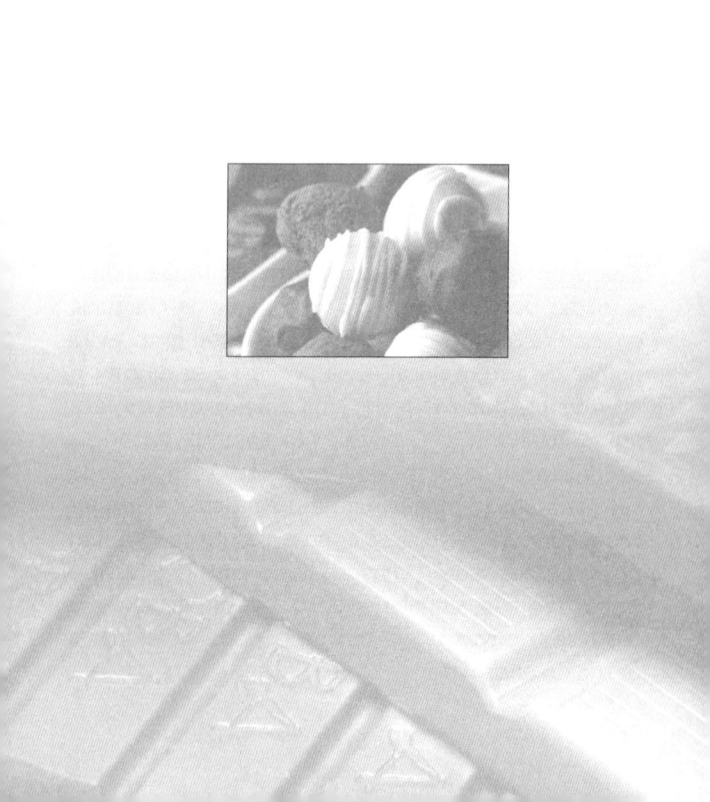

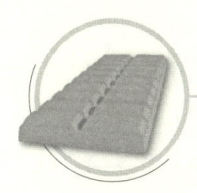

CAPÍTULO III

PRODUÇÃO E CONSUMO DE CHOCOLATE

Nos últimos 50 anos, a produção mundial de amêndoas de cacau passou de aproximadamente 800 mil toneladas por ano para 3 milhões de toneladas por ano. Atualmente, a maior parte da produção provém do oeste da África, em que quatro países – Costa do Marfim, Gana, Camarões e Nigéria – produzem 65% do cacau no mundo. Destacam-se também a Indonésia e a Malásia. O Brasil, que já foi o maior produtor do mundo, com 40% da produção mundial, hoje produz apenas 4% do total. Hoje, oito países respondem por 91% da produção mundial de amêndoas de cacau.

Os maiores importadores de cacau são os Estados Unidos, Holanda, Alemanha, Inglaterra e França. Respondem juntos por mais de 60% das importações mundiais. Em termos de consumo per capita, destacam-se os países da União Européia e dos Estados Unidos.

Os preços do cacau vêm sofrendo sucessivas perdas anuais, em função, principalmente, de seguidas safras recordes, especialmente na África. Há, hoje, um relativo equilíbrio entre demanda e oferta de cacau, e uma recuperação de preços (salvo desastres climáticos) parece improvável no curto e no médio prazo. O consumo de chocolate cresce de forma vegetativa, e os ganhos de produtividade obtidos nas lavouras contribuem para a existência de significativos estoques físicos e safras normais em praticamente todos os países produtores.

Produção mundial

A produção mundial de cacau tem aumentado com o decorrer dos anos. Entre 1993/1994 e 2003/2004, a produção mundial subiu de 2,486 milhões de toneladas para 3,452 milhões de toneladas, perfazendo um crescimento de 38,86%. A produção que mais cresceu foi a da Costa do Marfim, saindo de 840 mil toneladas para 1,405 milhão de toneladas. Em seguida, vêm as produções de Gana, com 736 mil toneladas, Indonésia, com 415 mil toneladas, Nigéria, com 175 mil toneladas, Brasil, com 164 mil toneladas, e Camarões, com 145 mil toneladas, ocupando a 2ª, 3ª, 4ª, 5ª e 6ª posição, respectivamente. A Costa do Marfim sozinha já participa com 56% da produção de cacau do continente africano, e com 41% da produção de cacau no mundo. O continente africano já participa com 72% da produção mundial de cacau. Em seguida, vem o continente asiático junto com a Oceania, com uma participação de 15%. As Américas têm uma participação de 13%.

Produção brasileira

A participação brasileira na produção mundial vem caindo, apesar de já ter iniciado um processo de recuperação. Em 1993/1994, a produção nacional estava em 300 mil toneladas, e sua participação no contexto mundial era de 12,07%. Em 1999/2000, a produção chegou a 123,5 mil toneladas, mas gradativamente vem se recuperando, tendo sido de 164 mil toneladas em 2003/2004, o que representou 4,75% da produção mundial. Esse aumento na produção brasileira nos últimos anos deve-se, principalmente, aos novos clones produtivos, como também à força e dinamismo dos produtores de cacau em acreditar e implantá-los em suas propriedades.

Consumo Mundial

O principal país consumidor de cacau é Estados Unidos, com 689 mil toneladas, seguido pela Alemanha, França e Reino Unido, com 280, 218 e 215 mil toneladas, respectivamente. O Brasil atualmente consome 98 mil toneladas de cacau, segundo a Organização Internacional de Cacau (OICC).

Quando analisamos o consumo per capita de cacau por país, a classificação já se altera. O principal consumidor passa a ser a Bélgica, com 5,63 quilogramas por habitante, seguido da Suíça, França e Reino Unido, com 4,09, 3,66 e 3,6 quilogramas de cacau por habitante, respectivamente. O consumo per capita no Brasil é bem menor em relação a esses países, sendo que cada habitante consome 560 gramas.

O mercado mundial de cacau é cíclico, com um volume de produção que passa o consumo, e vice-versa. Segundo dados da Organização Internacional do Cacau (OICC), em março de 2005, a previsão da produção líquida mundial que consta no relatório de 2004/2005 é de 3,183 milhões de toneladas, enquanto o consumo mundial ficou em 3,233 milhões de toneladas. Depois de dois déficits seguidos nos anos de 2000/2001 e 2001/2002, o mercado acumulou também dois superávits consecutivos nos anos de 2002/2003 e 2003/2004, com 60 mil e 233 mil toneladas, respectivamente, voltando a apresentar déficit na safra 2004/2005 em torno de 50 mil toneladas. A conseqüência desses dois superávits gigantescos foi o aumento dos estoques mundiais, e a justificativa, segundo o relatório, foi um acréscimo das produções de Costa do Marfim e, sobretudo, de Gana, que teve um aumento em sua produção de 51%, passando de 487 mil toneladas para 736 mil toneladas.

No entanto, o déficit de 50 mil toneladas na safra 2004/2005 fez com que os preços subissem. Enquanto a média de preços em 2000/2001 foi de 990 dólares por tonelada, em 2004/2005, passou a ser de 1.402 dólares por tonelada.

Consumo Mundial de Chocolate

Países	Kg por habitante por ano
Bélgica	10,7
Alemanha	10,5
Suíça	10,3
Áustria	9,4
Irlanda	9,2
Reino Unido	9,2
Noruega	9,0
Suécia	7,0
França	6,8
Estados Unidos	5,4
Finlândia	5,2
Austrália	4,4
Holanda	4,4
Itália	3,9
Espanha	3,3
Brasil	1 a 2

Fonte: Caobisco e Chocosuisse, 2003.

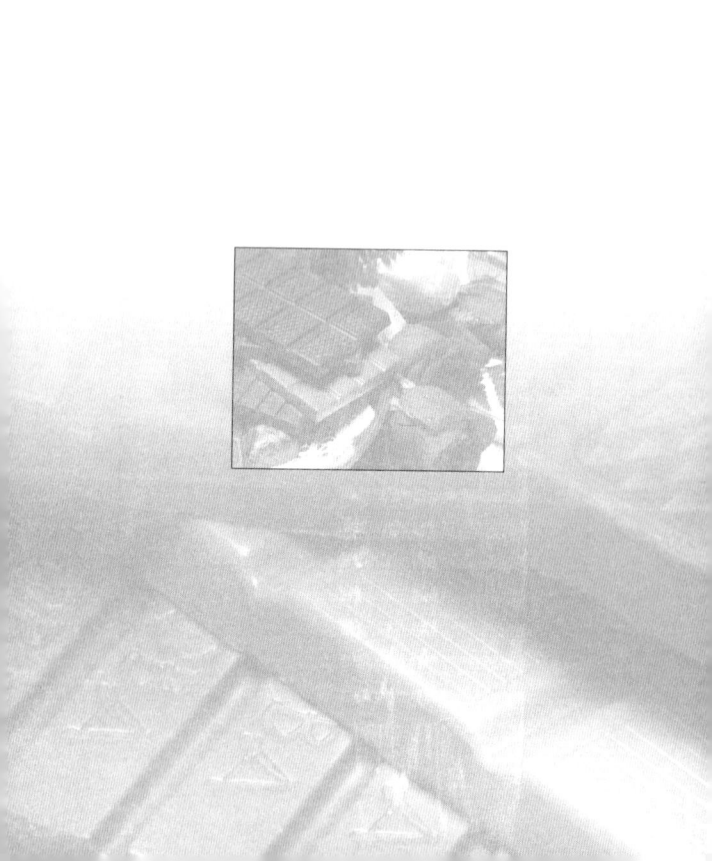

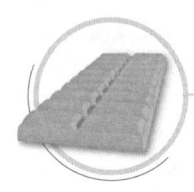

CAPÍTULO IV

TIPOS E PRODUTOS DE CHOCOLATE

Tipos de chocolate

Existem, atualmente, no mercado, inúmeras opções de chocolate, sendo que alguns tipos parecem ter benefícios terapêuticos, ainda que não totalmente comprovados.

Chocolate amargo: possui manteiga de cacau, grande concentração de massa de cacau (56 a 85%) e pouco açúcar. Tem de 250 a 450 miligramas de antioxidantes. Esse tipo de chocolate, por apresentar maior concentração de cacau, parece aumentar a sensação de saciedade. Quando consumido pela manhã, parece reduzir em até 15% o consumo de calorias totais diárias. Deve-se lembrar que o cacau tem uma grande quantidade de flavonóides e polifenóis (mais que o vinho e que o chá verde) e, assim, o chocolate amargo (que é o que apresenta maior quantidade desse ingrediente) parece fazer bem ao coração. Além disso, alguns estudos em andamento mostram que esse tipo de chocolate favorece o sistema imunológico, protege os neurônios e reduz sintomas da tensão pré-menstrual (TPM) nas mulheres.

Chocolate meio amargo: contém de 40 a 55% de cacau, pouca manteiga de cacau e pouco açúcar. Contém, aproximadamente, 170 miligramas de antioxidantes.

Chocolate ao leite: além de conter manteiga de cacau, a massa de cacau (20 a 39%) é substituída em parte por leite em pó e açúcar, resultando em um gosto mais adocicado. Esse tipo de chocolate tem menores efeitos terapêuticos, uma vez que o leite enfraquece o poder do cacau, e por ter maior quantidade de açúcar é considerado um alimento com alto índice glicêmico. Tem cerca de 70 miligramas de antioxidantes.

Chocolate branco: contém manteiga de cacau em vez de massa de cacau, além de leite em pó, açúcar e lecitina. Não contém antioxidantes.

Chocolate *diet*: não contém açúcar, porém requer um teor de gordura maior para manter a consistência, sendo, muitas vezes, mais calórico que o chocolate tradicional.

Chocolate *light*: contém um teor menor de gordura na sua composição, sendo, portanto, menos calórico.

Chocolate em pó: trata-se da amêndoa de cacau ralada destituída da manteiga de cacau. Pode ser amargo (e nesse caso recebe o nome de cacau em pó), meio amargo ou doce.

Chocolate alvo: é um chocolate muito branco, pois é utilizada uma técnica de branqueamento feito na manteiga de cacau.

Chocolate colorido: chocolate cuja cor é alterada por corantes importados, feito de manteiga de cacau, açúcar e leite.

É importante, antes de escolher o tipo de chocolate, levar em consideração, além do prazer individual, o que diz o rótulo, principalmente sobre sua composição nutricional. Alguns chocolates têm, além de muitas calorias, uma quantidade apreciável de gordura *trans* e de gordura saturada, que lesam o coração, uma vez que favorecem o entupimento das artérias.

A substituição da manteiga de cacau

A manteiga de cacau, uma das principais matérias-primas do chocolate, é um lipídio com características próprias, obtido por processo tecnológico adequado da massa ou pasta de cacau, ou do cacau triturado, processo este de alto custo e complexidade. Além disso, durante a formulação e manufatura do chocolate, é o ingrediente mais significativo e mais caro, correspondendo a um terço do preço do produto final.

Os altos preços alcançados pelo cacau e por seus derivados há muito tempo têm feito com que esses produtos sofram as mais variadas adulterações, com a substituição, total ou parcial, da manteiga de cacau durante a fabricação de chocolates.

Por esse motivo, no fim do século XIX utilizou-se, pela primeira vez, gordura vegetal hidrogenada para a fabricação de chocolates, em substituição à manteiga de cacau. A possibilidade de substituir a manteiga de cacau por uma gordura mais barata oferecia consideráveis benefícios financeiros, tendo sido as gorduras vegetais de coco e palma as mais utilizadas no final do século XX. A gordura vegetal hidrogenada é obtida por meio do processo de hidrogenação, que consiste na reação entre um óleo vegetal e o hidrogênio, cujos objetivos são aumentar o ponto de fusão, modificar a consistência (endurecer) e melhorar a estabilidade oxidativa.

É importante destacar, entretanto, que no processo de hidrogenação de óleos ocorre a formação de grande quantidade de gorduras *trans*, chegando a valores ao redor de 50%. Essas gorduras estão relacionadas à dureza desejada, pois a passagem das estruturas *cis* para *trans* resulta em expressiva mudança no ponto de fusão, além de promover também grandes modificações das características físicas e sensoriais.

Nutricionalmente, as gorduras *trans* têm sido relacionadas ao aumento dos níveis da lipoproteína de baixa densidade (LDL-c ou "colesterol ruim"), com a diminuição da lipoproteína de alta densidade (HDL-c ou "colesterol bom"), e com o aumento da lipoproteína (Lp a), considerada um fator de risco para a saúde por favorecer doenças cardiovasculares.

Os principais substituintes da manteiga de cacau (SMC) podem ser classificados como SMC láuricos, que são gorduras incompatíveis com a manteiga de cacau, mas com propriedades físico-químicas semelhantes; e como SMC não láuricos, que são gorduras parcialmente compatíveis com a manteiga de cacau.

Os SMC láuricos apresentam inconvenientes graves. Em primeiro lugar, verificou-se que, quando essas gorduras, ricas em ácido graxo láurico, misturavam-se à manteiga de cacau, formavam misturas eutéticas, ou seja, elas se equilibravam, e disso resultava um ponto de fusão inferior e, portanto, produziam chocolates menos resistentes (amolecidos). A essa característica dá-se o nome de incompatibilidade. O segundo problema era que, na presença da enzima lipase, a qual poderia ser proveniente de fontes como cacau em pó, leite em pó, coco desidratado ou contaminação microbiana, as gorduras láuricas hidrolizavam-se, liberando ácidos graxos que conferiam sabor de sabão ao chocolate.

Somente no Reino Unido, na Espanha, na Irlanda, na Dinamarca e no Japão admite-se, atualmente, a inclusão no chocolate de até 5% de uma gordura vegetal. Isso quer dizer que se o fabricante acrescentar 5% de qualquer gordura vegetal ao chocolate produzido com manteiga de cacau, o produto final pode continuar sendo chamado de chocolate. No Brasil, o chocolate não pode apresentar, na sua composição, gordura vegetal. Isso tem conduzido à adoção de descrições como "sabor chocolate" para referir-se aos produtos com gordura vegetal.

Outros produtos do chocolate

Amêndoa de cacau moída: por sua propriedade crocante e por seu aroma de cacau torrado, esses pedacinhos de sementes de cacau torradas e moídas são deliciosos, podendo ser usados em doces, em molhos doces ou salgados, ou decorando sorvetes. Importado da Bélgica, esse produto pode ser encontrado em lojas especializadas.

Achocolatado: usado para ser misturado ao leite, é composto basicamente por chocolate, leite em pó e açúcar.

Chocolate para cobertura: é concentrado em manteiga de cacau, que lhe dá a propriedade de derreter com facilidade e facilitar o acabamento e o brilho nas coberturas. São comercializados em três tipos: meio amargo, branco e ao leite.

Chocolate granulado e em lascas: sevem para decorar bolos e sobremesas, e a proporção de cacau é geralmente pequena.

Mostarda e vinagre de cacau: comercializados como condimentos especiais, são próprios para personalizar um molho.

Mole: molho típico mexicano, composto de cacau, pimenta e especiarias. É indispensável no preparo de *peru al mole*.

Pasta de chocolate: de origem italiana, essa pasta marrom e aromática é comercializada em lojas de especiarias finas ou de comida italiana.

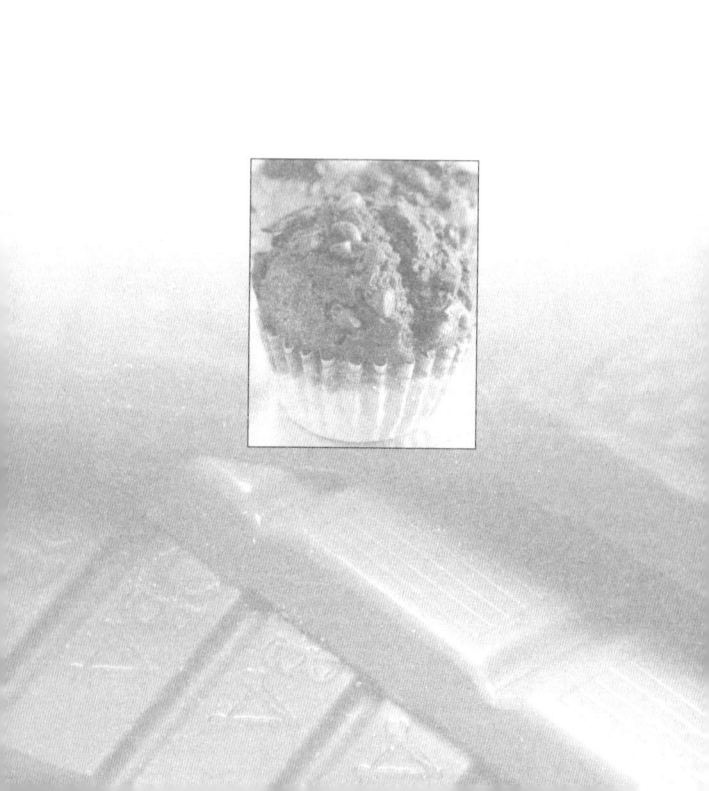

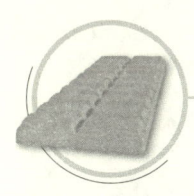

CAPÍTULO V

PROPRIEDADES NUTRICIONAIS DO CHOCOLATE

Apesar de o chocolate ainda ser visto por muitos como um alimento sem valor nutricional, provendo apenas calorias quando consumido, pesquisas recentes têm modificado essa imagem de alimento ruim, uma vez que certos tipos de chocolate podem fornecer quantidades significativas de nutrientes essenciais, além de outras substâncias relacionadas à saúde.

Outra característica do chocolate que colabora para uma imagem de alimento não saudável é seu teor de gordura, principalmente a do tipo saturada. A ingestão desse tipo de gordura tem sido freqüentemente relacionada à aterosclerose e, conseqüentemente, ao risco de doença cardiovascular. No chocolate, o ácido graxo saturado em maior proporção é o ácido esteárico; no entanto, ao contrário de outras gorduras saturadas, ele não diminui o HDL (colesterol bom), nem aumenta o LDL (colesterol ruim) ou o colesterol total, segundo demonstrado por recentes pesquisas.

Nas tabelas a seguir é mostrada a composição nutricional de alguns tipos de chocolate:

Composição do chocolate por 100 gramas: nutrientes

Tipos de chocolate	Umidade (%)	Energia (Kcal)	Proteína (g)	Lipídio (g)	Carboidrato (g)	Fibra (g)
Ao leite	1,3	540	7,2	30,3	59,6	2,2
Ao leite com castanha-do-pará	1,2	559	7,4	34,2	55,4	2,5
Ao leite dietético	1,2	559	7,4	34,2	55,4	2,5
Meio amargo	1,0	475	4,9	29,9	62,4	4,9

Fonte: Tabela brasileira de composição de alimentos - TACO.

O chocolate é altamente calórico e eventualmente pode desencadear alguns processos alérgicos quando consumido em excesso. Outras reações comuns derivadas do alto consumo desse alimento são coceiras, irritação da pele com vermelhidão e bolhas d'água, diarréia e rinites. Muitos pesquisadores atribuem esses efeitos não ao chocolate em si, mas ao leite ou a alguns conservantes que eventualmente possam estar presentes no alimento ingerido. A combinação dos ingredientes que compõem o produto, além de concentrar muitas proteínas, é rica em calorias. Com forte poder energético, o chocolate cai bem na dieta dos atletas, principalmente quando precisam repor energias com certa rapidez.

Composição do chocolate por 100 gramas: minerais

Tipos de chocolate	Mg (mg)	Mn (mg)	P (mg)	Fe (mg)	Na (mg)	K (mg)	Cu (mg)	Zn (mg)	Ca (mg)
Ao leite	57	-	212	1,6	77	355	0,31	1,1	191
Ao leite com castanha-do-pará	80	0,36	303	1,5	64	431	0,45	1,3	171
Ao leite dietético	67	0,41	276	3,3	85	458	0,43	1,1	188
Meio amargo	107	0,83	220	3,6	9	432	0,77	1,5	45

Fonte: Tabela brasileira de composição de alimentos - TACO.

O teor de magnésio do chocolate é benéfico ao sistema cardiovascular. O magnésio também é importante para aumentar o nível de progesterona pré-menstrual em mulheres, que apresenta uma queda natural nesse período, sendo esse um dos fatores responsáveis pelo humor alterado de muitas mulheres, na chamada TPM (tensão pré-menstrual). O chocolate, portanto, pode ajudar durante a TPM.

Composição do chocolate por 100 gramas: vitaminas

Tipos de chocolate	Retinol (mcg)	Tiamina (mg)	Riboflavina (g)	Piridoxina (g)	Niacina (g)	Vitamina C (g)
Ao leite	traço	0,05	0,22	0,59	0,63	2,2
Ao leite com castanha-do-pará	36	0,04	0,24	traço	1,37	-
Ao leite dietético	7	0,31	0,25	traço	0,79	2,0
Meio amargo	traço	0,2	0,04	traço	1,06	2,1

Fonte: Tabela brasileira de composição de alimentos - TACO.

Composição do chocolate por 100 gramas: colesterol e ácidos graxos

Tipos de chocolate	Colesterol	Ácidos graxos (g)	Saturados (mg)	Monosaturados (mg)	Poliinsaturados (mg)
Ao leite	17	17,5	10,0	0,9	-
Ao leite com castanha-do-pará	16	14,1	9,3	3,2	-
Ao leite dietético	13	19,2	11,4	1,5	-
Meio amargo	2	13,1	8,1	1,0	-

Fonte: Tabela brasileira de composição de alimentos - TACO.

O chocolate puro contém menos gordura, grande quantidade de magnésio (essencial para liberação de energia para as células), ferro (essencial para a produção de glóbulos vermelhos), niacina (também envolvida na liberação de energia para as células) e menor valor calórico que o chocolate ao leite e branco. O chocolate branco contém maior quantidade de cálcio, zinco, caroteno e vitamina B2 do que o puro. Em geral, são alimentos altamente energéticos, pois possuem grande quantidade de gorduras do tipo saturada e carboidratos. Por esse motivo, deve ter baixo consumo por pessoas obesas e pessoas que tenham restrição de gorduras na alimentação.

Além dos nutrientes descritos, verifica-se, no grão de cacau e também no chocolate, substâncias bioativas, cujos prováveis efeitos fisiológicos têm chamado a atenção de pesquisadores nos últimos anos. São elas:

Flavonóides: são um grupo de compostos químicos encontrados em plantas, de grande importância por seu papel na prevenção de muitas doenças. Esses nutrientes podem ser subdivididos em classes: antocianinas, flavonóis (quercetina, catequina e epicatequina), flavonas, isoflavonas (genisteína, diadzeína), flavanonas e flavanas. Os principais flavonóides do cacau e do chocolate são catequina e epicatequina (unidades mononuméricas) e as procianidinas (polímeros que podem conter até mais de dez unidades de catequinas e epicatequinas). No entanto, tempo e temperatura, bem como outros processos envolvidos na manufatura do chocolate, podem diminuir consideravelmente o conteúdo de flavonóides no produto, de tal forma que a maioria dos chocolates vendidos no mercado, atualmente, contém pouco ou nenhum teor de flavonóides. Além disso, é importante ressaltar que nem todos os tipos de chocolate têm a mesma quantidade de flavonóides. O chocolate meio amargo, que é formulado com uma proporção maior de cacau em relação ao chocolate ao leite, contém, normalmente, quantidades maiores de flavonóides, e o chocolate branco, constituído basicamente de manteiga de cacau, não possui esses compostos bioativos.

Aminas biogênicas: são substâncias endógenas, produzidas pelo cérebro humano, como a tiramina e a feniletilamina (PEA), que agem como componentes simpaticomiméticos. O PEA é um neuromodulador estrutural e farmacologicamente similar à catecolamina e à anfetamina (anorexígeno). Inúmeros estudos têm sugerido que o PEA é um importante modulador do humor, e que sua deficiência pode levar à depressão; alguns especialistas supõem que a compulsão por chocolate tem como objetivo uma auto-regulação do nível de PEA no cérebro.

Metilxantinas: é um grupo de componentes no qual se destacam a cafeína e a teobromina, que, por serem muito solúveis em lipídios, são facilmente absorvidas no estômago e no intestino. Ambas são estimulantes pelo fato de, no cérebro, competirem com a adenosina, bloqueando seu receptor. A teobromina parece promover efeitos semelhantes aos da cafeína, mesmo que seja menos estimulante e que o tempo para indução do pico de seu efeito farmacológico seja maior. Os efeitos da cafeína são: aumento do ritmo cardíaco e das reações visuais e auditivas. A cafeína e a teobromina agem sobre o hipotálamo, glândula que controla o sistema nervoso central. A teobramina existente no cacau oferece estímulos para o sistema neuromuscular, favorecendo as funções renais, cardíacas, e aliviando o cansaço intelectual.

Canabinóides: acredita-se que o chocolate e o cacau contenham N-aciletanolaminas insaturadas que conseguem imitar os ligantes canabinóides (relativo à *Cannabis sativa*, a maconha) tanto diretamente, ao ativar os receptores canabinóides do cérebro, quanto de forma indireta, aumentando os níveis de anandamina (lipoproteína endógena), que também causa sensibilidade e euforia. Elevados níveis cerebrais de anandamina poderiam aumentar as propriedades sensoriais do chocolate, que são fundamentais para a compulsão.

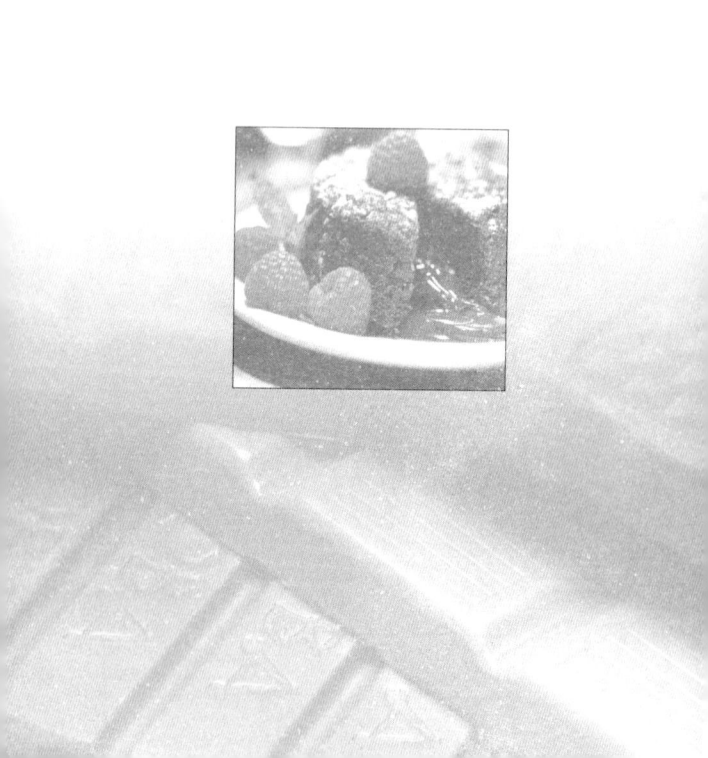

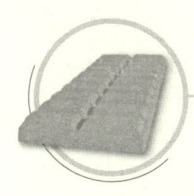

CAPÍTULO VI

EFEITOS E BENEFÍCIOS DO CHOCOLATE

Apesar dos enormes tratados que havia 300 anos elogiavam os múltiplos benefícios do chocolate para a saúde, só no fim do século XIX o "néctar dos índios" livrou-se da reputação demoníaca que, na França, destinava-o exclusivamente aos adultos mais instruídos. A partir de então, o chocolate das belas marquesas passou a reanimar idosos e convalescentes, porque, "como a água da fonte da juventude, essa bebida rejuvenesce os que a consomem habitualmente". O "leite dos velhos" foi reabilitado graças aos boticários, que eliminaram das receitas as especiarias excitantes e passaram a vendê-lo puro com a denominação de "chocolate da saúde".

A Revolução Industrial contribuiu imensamente para a mudança da mentalidade em relação ao chocolate: mantendo o prestígio, porém já acessível ao povo, o divino chocolate desceu do pedestal para se tornar uma bebida comum, objeto de comercialização. As várias técnicas avançadas permitiram aumentar suas variedades e, conseqüentemente, a clientela visada. A patente registrada em 1826 pelo holandês Coenrad Johannes van Houten de um chocolate sem gordura tinha como objetivo principal a saúde de todos os consumidores, independentemente da idade, pois era mais digerível. O aspecto nutritivo e saudável do chocolate em pó tornou-se rapidamente um argumento forte para a venda, além de oferecer uma ótima oportunidade de lucro para os grandes fabricantes. Com o início da produção industrial, houve uma diminuição do preço, sendo que o chocolate passou a ser um meio para combater as bebidas alcoólicas, que até então eram um hábito das classes operárias.

Cinqüenta anos depois, o "alimento dos deuses" transpôs uma nova etapa: o chocolate ao leite passou a contribuir para a alimentação infantil, satisfazendo de maneira agradável as necessidades de cálcio das crianças. Mais tarde, foi desenvolvido o chocolate em tabletes, que também tinha em sua composição o leite.

O que o chocolate pode fazer por nós?

Dar uma sensação de bem-estar: depois de comer chocolate, sentimos bem-estar. Isso acontece porque ele tem, em sua composição, triptofano e magnésio, que estimulam diretamente a produção de serotonina. A serotonina é um neurotransmissor cerebral responsável pela sensação de prazer e felicidade, e uma das razões pelas quais as pessoas adoram chocolate é exatamente porque ele melhora o humor! Além de estimular a produção de serotonina pelo corpo, o chocolate evita a oxidação e a deterioração das células. Pessoas com tendência à depressão recorrem ao chocolate para se acalmar. Há pessoas que, quanto mais nervosas e mais ansiosas, mais consomem chocolate. O problema maior acontece com os chocólatras obesos, já que muitos entram em depressão e tristeza quando têm de restringir completamente o chocolate em sua dieta. Para que isso não aconteça, deve ser feita uma consulta com um nutricionista a fim de que ele inclua o chocolate em seus cardápios, fazendo parte das calorias necessárias durante o emagrecimento.

Energizar: a cafeína e a teobromina presentes no chocolate são substâncias estimulantes que, em doses sensatas, aumentam a concentração e a disposição das pessoas.

Amenizar a TPM: o desejo incontrolável por chocolate que algumas mulheres sentem no período pré-menstrual está relacionado às alterações do nível de hormônios, segundo os especialistas. No período pré-menstrual, as alterações hormonais levam à diminuição da serotonina, substância responsável pela sensação de felicidade, prazer e bem-estar. O déficit desse neurotransmissor aumenta a sensação de tristeza e abatimento, tornando as mulheres mais irritáveis e deprimidas. Por isso, elas saem correndo atrás de um chocolate, que contém um aminoácido chamado triptofano, responsável pela produção de serotonina no cérebro.

Evitar o mau colesterol: 50 gramas de chocolate escuro têm a mesma quantidade de flavonóides (antioxidantes) que um copo de vinho tinto. Além disso, um terço da gordura do chocolate é composta por ácido esteriático, e um terço é composto por ácido oléico. Tanto os flavonóides como esses dois ácidos previnem o aparecimento do LDL, o mau colesterol.

Despertar paixão: o chocolate contém feniletilamina, a mesma substância química liberada no cérebro quando estamos apaixonados. Além dessa substância, há também quem atribua à teobromina, presente no cacau, a responsabilidade pela "atração fatal" exercida pelo chocolate.

Conferir saúde cardiovascular: boa notícia para os chocólatras: um estudo apresentado em reunião da Sociedade Britânica de Ciências aponta o chocolate como fonte de flavonóides, compostos químicos que diminuem as chances de coagulação do sangue, principal causa de derrames e ataques cardíacos. A pesquisa mostrou que a quantidade dessas substâncias contida em uma pequena barra de chocolate preto equivale à concentração de flavonóides de seis maçãs, quatro xícaras e meia de chá, 22 copos de vinho branco ou dois copos de vinho tinto, tradicionalmente conhecido como protetor do coração. A estrutura química dos flavonóides presentes no chocolate proporciona a esses compostos uma capacidade antioxidante, por meio da habilidade de seqüestrar radicais livres, contribuindo para a manutenção da integridade celular. Estudos científicos indicam que os flavonóides do chocolate inibem a principal etapa no desenvolvimento da aterosclerose: a oxidação do LDL (colesterol ruim). Além da oxidação do LDL, o aumento da agregação das plaquetas, em conjunto com a disfunção endotelial, também podem acarretar o desenvolvimento da trombose e a progressão da aterosclerose.

No entanto, os flavonóides não exercem somente ação antioxidante; eles também têm sido relacionados a outros mecanismos considerados benéficos para a saúde cardiovascular. Podem estimular a produção de óxido nítrico (substância vasodilatadora), reduzir significativamente a atividade de enzimas pró-inflamatórias, como a xantina oxidase e a mieloperoxidase, preservando a função endotelial, e, ainda, diminuir a agregação plaquetária.

Também tem sido descrito na literatura científica que os flavonóides podem influenciar no metabolismo dos eicosanóides. Eicosanóides são compostos bioativos gerados no metabolismo dos ácidos graxos, considerados mediadores de processos inflamatórios. Em pesquisa recente, foi observada uma alteração da razão de dois eicosanóides (diminuição de leucotrieno e aumento de prostaciclina) após o consumo de chocolate meio amargo, rico em flavonóides. As prostaciclinas têm sido relacionadas à inibição da agregação plaquetária, e consideradas potentes vasodilatadores, enquanto os leucotrienos estimulam a agregação plaquetária, e são vasoconstritores e pró-inflamatórios.

A pressão arterial e a resistência à insulina também podem sofrer influência dos flavonóides presentes no chocolate. Em estudo recente, que comparou os efeitos da ingestão de chocolate branco (sem flavonóides) e de meio amargo (cerca de 500 miligramas de flavonóides), constatou que os indivíduos que consumiram o chocolate meio amargo, por sete dias, tiveram, significativamente, maior sensibilidade à insulina e menor pressão arterial comparados aos que consumiram o chocolate branco.

Em relação aos diferentes tipos de chocolate, o amargo parece trazer mais benefícios em relação à pressão arterial e ao coração. Um dos mais novos trabalhos sobre o assunto foi publicado no *Journal of the American Medical Association*, a revista da associação médica americana. Segundo pesquisadores da Universidade de Colônia, na Alemanha, duas barras pequenas de chocolate amargo por dia podem baixar a pressão arterial de pessoas vítimas de hipertensão, e diminuir, assim, riscos de infartos e derrames. Os participantes do estudo tinham entre 55 e 64 anos, não recebiam tratamento medicamentoso para a pressão alta, e foram acompanhados ao longo de duas semanas pelos médicos alemães. Ao término desse período, registrou-se uma queda de 5 pontos na pressão máxima, a sistólica, e de quase 2 pontos na mínima, a diastólica. As evidências de que o chocolate amargo é um poderoso aliado do coração só aumentam, pois demonstram que o consumo de chocolate amargo por homens e mulheres saudáveis, com idade entre 25 e 35 anos, pode aumentar em até 20% a quantidade de substâncias antioxidantes (aquelas que protegem as artérias).

O chocolate amargo é rico em flavonóides e também em polifenol. Esse composto mostrou-se eficaz no combate à hipertensão, um dos principais fatores de risco para as doenças cardiovasculares. Quando se avalia os benefícios dos diferentes tipos de chocolate, nenhum deles consegue ultrapassar as vantagens do amargo. Isso porque só o amargo tem uma grande concentração de cacau, que é o grande aliado do coração. Em média, o amargo tem o triplo de antioxidantes que o chocolate ao leite.

Apesar das boas notícias em relação ao chocolate amargo, é preciso ter cuidado! Tanto o chocolate ao leite quanto o amargo são ricos em açúcar e gorduras saturadas, o que contribui para o aumento do peso e dos níveis de colesterol, e por isso seu consumo deve ser controlado, para não acarretar ganho de peso e problemas relacionados à obesidade.

Influir no humor e no comportamento: algumas pessoas usam chocolate como forma de automedicação para compensar a deficiência de alguns nutrientes, provavelmente o magnésio. Chocolate e cacau possuem uma excepcional concentração desse mineral (100 miligramas em 100 gramas de chocolate e 520 miligramas em 100 gramas de cacau) e, em alguns casos, a suplementação do mesmo diminui a compulsão por chocolate, além de diminuir os sintomas da tensão pré-menstrual (TPM). Estresse estimula a secreção de mineralocorticóides e glicocorticóides, que, juntos, aumentam a excreção renal de magnésio. O resultado é a diminuição dos níveis, no sistema nervoso central, de dopamina, um neurotransmissor que causa euforia e satisfação, e por isso, nessa situação, a busca por chocolate aumenta. O consumo de chocolate pode ser um mecanismo biológico para controlar a homeostase, que regula certos neurotransmissores envolvidos no apetite, fome, humor e vícios.

Vários estudos concluíram que o mau humor é comum em viciados, que, por sua vez, têm uma tendência a alimentar-se emocionalmente. Baixos níveis de serotonina têm sido associados à depressão, vícios, transtornos maníaco-obsessivos e compulsivos, ingestão de carboidratos, especialmente chocolate, para o aumento da ingestão de triptofano e produção de serotonina pelo cérebro. Noradrenalina induz à alimentação, serotonina estimula a saciedade, e dopamina modula as respostas alimentares.

Chocolate e diabéticos

O consumo de uma xícara de chocolate amargo enriquecido pode ajudar diabéticos a prevenir doenças cardíacas, segundo um estudo conduzido por cientistas alemães. O estudo, publicado na revista científica *Journal of the American College of Cardiology*, sugere que os flavonóides presentes no cacau são os responsáveis pela ação benéfica da bebida. Eles impulsionam o aumento da produção de óxido nítrico, uma substância química produzida pelo corpo que atua no relaxamento e na dilatação das artérias. Os cientistas ressaltaram que a função arterial é geralmente prejudicada na diabete por causa do alto nível de açúcar no sangue, que impede a dilatação das artérias e pode resultar em um aumento na pressão arterial.

De acordo com os resultados da pesquisa, o consumo de chocolate, considerado até então um alimento a ser evitado por pacientes diabéticos, demonstrou ser eficaz na normalização das funções arteriais dos diabéticos por causa dos flavonóides, o que ajudaria a prevenir doenças cardíacas. Para realizar o estudo, os cientistas alemães desenvolveram um tipo especial de chocolate com alta concentração de flavonóides. A equipe testou os efeitos do consumo em um grupo de dez pacientes diabéticos, que tomaram um copo do chocolate enriquecido, três vezes ao dia, durante um mês. Os cientistas avaliaram os efeitos do consumo pela dilatação fluxo-mediada das artérias, um exame que registra as variações no fluxo sanguíneo. Segundo os resultados observados pela equipe, a habilidade de dilatação das artérias aumentou quase que imediatamente após o consumo da bebida.

De acordo com a pesquisa, as artérias de uma pessoa normal são capazes de dilatar cerca de 5%. No caso dos pacientes diabéticos, essa capacidade foi registrada em 3,3% antes da ingestão da bebida. No entanto, duas horas depois de consumirem o chocolate, essa capacidade aumentou, em média, para 4,8%. Quando avaliados depois dos 30 dias, os pacientes demonstravam 4,1% de capacidade de dilatação mesmo antes de ingerir a bebida, e em média 5,7% quando avaliados depois de duas horas do consumo. *"Nossa pesquisa demonstra que os flavonóides podem ter um impacto importante como parte de uma dieta saudável na prevenção de complicações cardiovasculares em pacientes diabéticos"*, disse Malte Kelm, do Hospital Universitário de Aachen, que liderou o estudo. O pesquisador ressalta, no entanto, que sua pesquisa não é sobre o chocolate, mas sobre os flavonóides.

Um porta-voz da ONF Diabetes UK, que trabalha com pacientes diabéticos, disse que os resultados do estudo são interessantes, mas é preciso tomar cuidado. *"Os flavonóides parecem oferecer potenciais benefícios para as pessoas com diabetes, mas, nesse estágio, não podemos aconselhar os pacientes a começar a tomar uma quantidade grande de chocolate quente, pois a bebida pode ser rica em açúcar e gordura"*, disse. *"É preciso que mais pesquisas avaliem, a longo prazo, os efeitos de consumir um nível tão elevado de flavonóides"*, alertou.

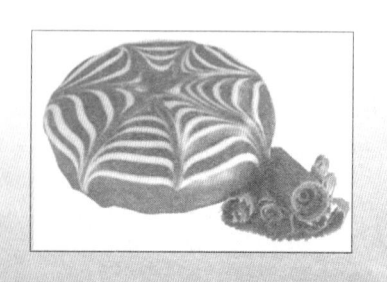

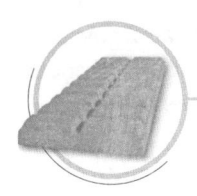

CAPÍTULO VII

O CHOCOLATE NA COSMÉTICA

A utilização do chocolate para fins cosméticos já era feita pelos astecas, que usavam extratos da semente de cacau para banhos relaxantes e para hidratar a pele. Mas, atualmente, está em voga o recente conceito de *neurocosmética*, na qual é importante a interdependência entre corpo, mente e ambiente externo, e por isso são criados produtos que, além de regularem as funções estéticas e protegerem o corpo do meio ambiente, também envolvem o sistema neuroimunológico. Os estudos e desenvolvimentos de cosméticos deste início de século se baseiam nessa visão, que é apoiada nos grandes progressos da fisiologia e da bioquímica.

A neurocosmética comprovou que o aroma de produtos aplicados sobre a pele podem levar à liberação de endorfinas, as moléculas do prazer. Nessa nova percepção de bem-estar, os desejos gastronômicos estão onipresentes, e uma lembrança gustativa especialmente prazerosa é o chocolate. É também denominada cosmética *gourmet,* fortemente ligada aos prazeres sensoriais e emocionais, que resulta em efeitos ampliados no humor e na mente. Nela, os produtos à base de chocolate são muito utilizados e apreciados por esteticistas e terapeutas corporais, tendo sido empregados, principalmente, no tratamento da pele e dos cabelos. Há hoje uma infinidade de produtos no mercado, como sabonetes, óleos para banho, xampus, cremes hidratantes, máscaras para o rosto e para o corpo, perfumes, entre outros, todos à base de chocolate.

A principal propriedade do chocolate como cosmético é sua alta capacidade de hidratação. O extrato vegetal do cacau, composto por ácidos graxos, evita o ressecamento da pele e a perda de água, ao formar uma barreira protetora natural. Portanto, é indicado para a recuperação de peles desidratadas, com aspecto opaco e com descamação. Além disso, os produtos à base de chocolate são considerados relaxantes e sensuais, por causa do aroma, que desperta, quase sempre, lembranças prazerosas. Por ser considerado afrodisíaco, o chocolate deu origem a fragrâncias sofisticadas e sensuais. Dentre as substâncias presentes no chocolate, algumas se destacam no tratamento estético:

Manteiga de cacau: pode ser usada em hidratantes corporais, protetores labiais e em produtos para os cabelos.

Flavonóides: como têm ação antioxidante, combatem os radicais livres, prevenindo o envelhecimento.

Metilxantinas: as metilxantinas, como a cafeína e a teobromina, parecem apresentar ação anticelulite, sendo indicadas no tratamento de gorduras localizadas.

Usos na estética

O chocolate é empregado em diversos produtos estéticos, apesar de sua eficácia ainda não estar completamente comprovada. Os usos mais comuns são:

Hidratação: A manteiga de cacau pode ser usada em hidratantes corporais, protetores labiais e em produtos para o cabelo. A reposição lipídica proporciona maciez ao cabelo e à pele, mas deve ser evitada por pessoas com pele muito oleosa. É possível também submeter os cabelos à hidratação de chocolate, com ótimos resultados, como cabelos revitalizados, hidratados, disciplinados e brilhantes.

Esfoliação: Para limpar e esfoliar a pele, é empregada a polpa de cacau, que, por sua textura e componentes, tem ação esfoliante natural.

Ação antienvelhecimento: produtos feitos à base de polifenóis são ótimos para combater radicais livres, e são indicados para cremes faciais e produtos corporais.

Relaxamento e ação antiestresse: o aroma de chocolate exalado nos diversos cosméticos desencadeia no cérebro uma sensação de prazer e bem-estar, por provocar a liberação de endorfinas. É comum empregar o chocolate em banhos de ofurô, que prometem hidratar, deixar a pele macia, com brilho e vitalidade, além de trazer sensações de bem-estar e relaxamento. O banho de ofurô exige posição fetal, e, com o chocolate, os sentidos de olfato e tato são despertados, ocasionando reposição de energia e vasodilatação, o que faz o sangue circular melhor. O banho é recomendado para peles secas, mistas e normais. A temperatura da água deve estar entre 34 e 42 graus, e o tempo do banho é de cerca de 20 minutos.

Afetividade: alguns perfumes possuem em sua formulação um ingrediente chamado *tonka bean*, que exala um aroma muito parecido com o do chocolate. Em geral, ele está presente nas notas de fundo que, apesar de demorarem um pouco mais para ser percebidas, são as que permanecem na pele por mais tempo. Acredita-se que o aroma do chocolate estimula o calor humano, os afetos e as amizades, por estar associado ao paladar e ao seu efeito acolhedor e agradável.

Importante!

Para os que pensam que o chocolate comum pode ser empregado na cosmética e gerar bons resultados, os pesquisadores e profissionais do ramo alertam: o chocolate feito para ser ingerido não é adequado para o uso direto na pele ou nos cabelos, por causa de sua aplicabilidade, pois precisa ser fundido para uso, e, principalmente, porque as propriedades dermatológicas ficam comprometidas por não haver a extração do princípio ativo. Além disso, pode causar irritação em alguns casos.

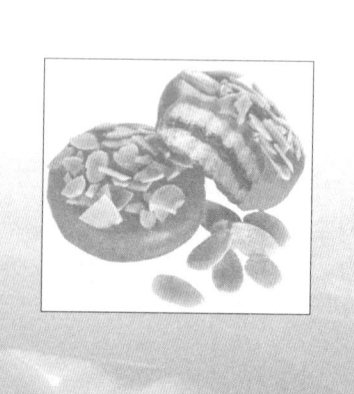

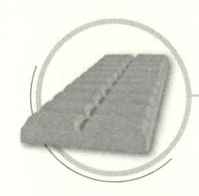

CAPÍTULO VIII

MITOS E VERDADES SOBRE O CHOCOLATE

Chocolate é afrodisíaco?

A reputação do chocolate como afrodisíaco remonta às culturas asteca e maia. Diz a história que o imperador asteca Montezuma bebia 50 taças de chocolate por dia para aumentar sua força sexual. Quando os colonizadores espanhóis descobriram o chocolate e o introduziram na Europa, levaram também a sua reputação de alimento afrodisíaco. O chocolate contém substâncias denominadas feniletilamina e serotonina, que estão relacionadas ao humor. O cérebro humano libera essas substâncias quando estamos felizes e também quando estamos experimentando sentimentos amorosos, de paixão. Essa liberação causa uma rápida mudança de humor, um aumento da pressão arterial, um aumento de batimentos cardíacos, o que induz sensações de euforia e de bem-estar. Assim sendo, parece que o chocolate, assim como o café e o chá, possui uma capacidade incomum de interagir com a química cerebral. Mas não há nada ainda pesquisado que comprove um poder realmente afrodisíaco.

Chocolate causa acne?

Muitos dos velhos mitos sobre chocolate e saúde estão desmoronando sob o peso de fatos científicos. Nas últimas duas décadas, as pesquisas mostraram que ele não causa, nem tampouco agrava, casos de acne. O que determina, na verdade, o aparecimento da acne são fatores genéticos e desequilíbrios hormonais (que acontecem na puberdade, gravidez e menopausa). Em períodos de tensão e ansiedade, a pessoa devora bombons, mas se esquece das questões psicológicas ou do estresse que podem levar a uma alteração hormonal. Um estudo realizado no Departamento de Dermatologia da Escola de Medicina da Universidade da Pensilvânia demonstrou que o consumo de chocolate não está relacionado ao desenvolvimento ou agravamento da acne. No entanto, alguns dermatologistas afirmam que pacientes com propensão à acne relatam piora após a ingestão exagerada de chocolate, já que é um alimento gorduroso.

Chocolate causa cárie?

Todos os alimentos que contêm carboidratos fermentáveis podem contribuir para formação de cáries, mas o papel do chocolate nessa doença tem sido supervalorizado. Pesquisas no *Forsyth Dental Center*, em Boston, e na Escola de Odontologia da Universidade da Pensilvânia, mostraram que o chocolate é capaz de anular o potencial acidificante de seu açúcar. Reduz, ainda, a desmineralização dos dentes, um processo diretamente relacionado ao surgimento de cáries. Pesquisas no *Eastman Dental Centerin*, em Rochester, Nova York, mostraram que o chocolate é rico em proteínas, cálcio, fosfatos e outros minerais, todos eles sabidamente protetores do esmalte dentário. Dessa forma, pode-se concluir que o açúcar contido no chocolate pode causar cavidades nos dentes, mas não é mais perigoso que o açúcar contido nos demais alimentos. O que importa é uma boa higiene bucal, e não o tamanho da caixa de bombons!

Chocolate não contém nutrientes e só engorda?

Uma barra média de chocolate fornece cerca de 210 calorias, mas não contém somente calorias "vazias". Como foi dito anteriormente, o chocolate possui mais de 300 substâncias químicas diferentes, e vários nutrientes necessários ao corpo. Calcula-se que uma barra média contenha 3 gramas de proteína, 15% da necessidade diária de riboflavina, 9% da necessidade diária de cálcio, e 7% da necessidade diária de ferro. Além disso, o chocolate também é uma fonte de potássio, cálcio, magnésio, vitaminas do complexo B, além de incluir substâncias tônicas que estimulam as pessoas com fadiga física e mental. Em relação às calorias, se a pessoa está dentro do peso saudável e ingerir até 50 gramas (ou aproximadamente 275 calorias) por dia, não há problemas, mas se estiver levemente acima do peso ou obesa, deve evitar seu consumo ou comer no máximo 30 gramas (aproximadamente 165 calorias), e apenas eventualmente. É melhor comer com moderação, de forma completa e variada em nutrientes.

Chocolate *diet* ajuda a emagrecer?

Se o indivíduo está com sobrepeso, deve passar longe dos *diets*. Esse chocolate é específico para diabéticos, por não conter açúcar, e, para compensar a ausência desse ingrediente, as indústrias utilizam mais gordura que o usual, com o objetivo de alcançar a textura adequada. Assim, ele acaba fornecendo mais calorias que o chocolate comum. Para os diabéticos, o ideal e o mais saudável é o alimento *diet*, visto que o organismo tem dificuldade de utilizar a glicose ingerida. Em dietas para o controle de peso, é muito importante que o total de calorias consumidas por dia e a quantidade de energia gasta em atividades físicas sejam compatíveis; caso contrário, se uma pessoa comer mais do que gasta, engordará; da mesma maneira, no caminho oposto, emagrecerá. O equilíbrio é a palavra chave para que haja prazer sem privações.

Chocolate aumenta o colesterol?

No momento em que o aumento das taxas de colesterol no sangue humano começou a alarmar os cardiologistas do mundo inteiro, o chocolate virou suspeito. Mas pesquisas médicas mostraram que não só não aumenta o colesterol, como os fenóis contidos no chocolate preto ajudam a eliminar o mau colesterol. A gordura (manteiga) presente no cacau dá ao chocolate sua textura característica. Pesquisadores mostraram que essa gordura não aumenta os níveis sanguíneos de colesterol, principalmente por causa do alto conteúdo de ácido esteárico. Pesquisas recentes na Universidade da Califórnia mostraram que o chocolate apresenta níveis elevados de flavonóides e compostos fenólicos, e sabe-se que alguns fenólicos podem diminuir o risco de doenças cardíacas. Pesquisadores da Universidade da Pensilvânia mediram os níveis de colesterol do sangue de cobaias de laboratório alimentadas com doses excessivas de chocolate e concluíram que, do ponto de vista fisiológico, o chocolate é um alimento e não apresenta nenhuma ameaça à saúde quando ingerido com moderação.

Chocolate é prejudicial aos animais?

Em determinadas quantidades, a teobromina encontrada no chocolate é venenosa para animais como cães, gatos, especialmente filhotes, cavalos, papagaios e hamsters. Alimentados com chocolate, esses animais não conseguem metabolizar a substância eficazmente, e ela permanece em seu sistema circulatório por até 20 horas. Esses animais podem, com o consumo, ter convulsões, ataques cardíacos, hemorragia interna, e, eventualmente, morrer. Um cão típico de 20 quilos normalmente se sentirá ruim do estômago depois de ingerir menos de 240 gramas de chocolate ao leite, mas não necessariamente terá bradicardia ou taquicardia, a não ser que coma pelo menos meio quilo de chocolate ao leite. Se ele não expelir o chocolate de seu sistema por causa do açúcar ou da gordura, então ele terá 50% de chance de sobreviver depois de comer 5 quilos. Chocolate escuro tem aproximadamente 50% a mais de teobromina, e, por causa disso, é mais perigoso aos cães.

Chocolate pode provocar doenças cardiovasculares?

Um estudo do Instituto de Pesquisa de Alimentos e Nutrição da Itália mostrou que o consumo de 100 gramas de chocolate meio amargo por dia foi capaz de aumentar em 20% os antioxidantes em nosso organismo, em comparação com o chocolate ao leite. Os antioxidantes são os responsáveis pelo combate aos radicais livres, cuja concentração está diretamente ligada às doenças cardiovasculares e ao câncer.

O chocolate acaba com a TPM?

O chocolate não acaba com a tensão pré-menstrual, mas pode diminuí-la. A relação entre o consumo de chocolate e as alterações hormonais decorrentes da TPM é positiva, e pode amenizar tensões nesse período.

O chocolate tem efeito antidepressivo?

O chocolate parece ter efeito antidepressivo, mas isso ainda não pode ser comprovado. Acredita-se que a feniletilamina, substância presente no chocolate, assemelha-se às anfetaminas, naturalmente liberadas no organismo em situações de grande emoção. Porém, a quantidade presente no chocolate é muito pequena, insuficiente para qualquer ação estimulante real.

O chocolate pode provocar alergias?

Em pessoas hipersensíveis ao próprio chocolate, sim, ele pode causar alergia. Em outras pessoas, a alergia pode ser advinda mais pela presença de proteína do leite de vaca do que ao chocolate em si, e, nesse caso, a pessoa pode apresentar sintomas como eczemas (vermelhidão) na pele, diarréia, distensão abdominal e dores de cabeça.

O chocolate *diet* é mais calórico que o chocolate normal?

Sim, na maioria dos casos. O chocolate *diet* não contém açúcar, mas possui mais gordura que o convencional para ter uma textura parecida ao chocolate convencional. Como cada grama de açúcar fornece 4 calorias, enquanto cada grama de gordura fornece 9 calorias, o chocolate *diet* fornecerá muito mais calorias que o chocolate comum.

Comer chocolate altera o humor?

Sim, e para melhor! Algumas pessoas, principalmente as mulheres, têm uma tendência a comer muito chocolate depois de abalos emocionais. Isso pode ser explicado porque o chocolate estimula a produção da feniletilamina e serotonina no organismo, substâncias que causam sensação de bem-estar.

Chocolate cura a ressaca?

A composição básica de um chocolate é pasta de cacau, manteiga de cacau, açúcar e leite. Destes, o açúcar e o leite são fontes de energia por conterem glicose e lactose respectivamente. Quando um indivíduo bebe demais e precisa ir ao hospital, o primeiro passo é tomar glicose, que ajuda a metabolizar o álcool ingerido. Então, para facilitar o processo, a sugestão é comer uma barrinha de chocolate. O efeito é melhor do que toda aquela confusão de dar banho gelado, dormir ou qualquer outra loucura que possa ter efeito contrário e piorar a situação.

Chocolate amargo reduz pressão arterial?

No chocolate há os flavonóides, que são os responsáveis pelos efeitos benéficos ao coração. Presentes no cacau, eles ajudam a prevenir formação de placas de gordura nas artérias, prevenindo infartos e AVC (acidente vascular cerebral), e ajudam na diminuição da pressão arterial. O chocolate meio amargo é o que apresenta maiores concentrações de flavonóides, pois possui mais cacau em sua composição, e por isso é o tipo mais indicado para o consumo.

Chocolate vicia?

O chocolate contém três substâncias que podem provocar dependência: a teobromina, a cafeína e a feniletilamina. Porém, para a pessoa ser caracterizada como dependente, ela precisa consumir chocolate para se sentir bem, ou ter sintomas depressivos quando fica muito tempo sem comê-lo. Geralmente, o problema afeta os indivíduos angustiados e os ansiosos. O comportamento vicioso é geralmente associado a drogas, álcool ou comportamento sexual, porém tem-se tornado cada vez mais evidente que certas substâncias dos alimentos, como as do chocolate, podem afetar pessoas suscetíveis. Controvérsias cercam a questão sobre se a motivação por chocolate seria fisiológica, psicológica ou farmacológica. Nos últimos anos, os efeitos fisiológicos e farmacológicos do chocolate têm sido um assunto de grande interesse dos neurocientistas relacionados à nutrição, que buscam constantemente a localização da ação do chocolate e das biomoléculas envolvidas. Parece que o chocolate, assim como o café e o chá, interagem de maneira peculiar com a química cerebral.

Na Universidade de Michigan, um estudo descobriu que, bloqueando quimicamente receptores opióides no cérebro, diminuía-se pela metade o consumo de chocolate em comedores compulsivos. A pesquisa indica que os opióides estão envolvidos no desejo intenso por alimentos ricos em açúcar e gorduras, particularmente chocolates. Comer vegetais folhosos verdes, como brócolis e aspargos, é uma boa maneira de evitar o desejo intenso por chocolate, pois substitui algumas das substâncias que produzem o "vício".

Particularidades sobre o chocolate

Especialistas em chocolate

Com *status* semelhante ao dos *sommeliers*, os *chocolatiers* são especialistas em chocolates. Há pouco tempo, não se achava que os chocolates precisavam de um especialista, mas hoje, com o desenvolvimento da gastronomia, e com os chocolates nobres e os produzidos com alto teor de cacau, mais escuros e amargos que os chocolates tradicionais (e benéficos à saúde, como mostrado anteriormente), os *chocolatiers* ganharam um grande campo de trabalho. Atualmente, são muito procurados os chocolates feitos com o mesmo tipo de cacau, provenientes do mesmo país e até mesmo da mesma fazenda, para se destacar ao máximo o sabor regional de cada pedaço de chocolate.

Há, hoje, chocolates identificados como D.O.C. (denominação de origem controlada), que usam cacau apenas de Java, Venezuela, Manjari ou outros locais. Muitos chocolates são feitos com outros ingredientes para modificar seu aroma (como a baunilha) e controlar sua textura (como a manteiga de cacau), além de adicionar emulsão de soja para facilitar o derretimento e molde. Todos esses ingredientes deixam o chocolate com a personalidade e o sabor doce que conhecemos, mas o afastam do sabor mais discreto e originalmente amargo do cacau. E o *chocolatier* controla e entende de sua produção com alta qualidade.

É preciso entender que há uma diferença enorme entre ser fabricante de chocolate e ser *chocolatier*. O fabricante de chocolate realiza todo o processamento do cacau, criando o chocolate. O *chocolatier* é um profundo entendedor do chocolate, capaz de, ao provar um chocolate, saber das suas características, composição e proporções de componentes, e até o tipo de cacau utilizado. Ele também cria chocolates diferentes, como trufas, chocolates com licores, chocolates crocantes, e outros.

Chocolate esbranquiçado

Por ser uma emulsão seca, o chocolate apresenta estrutura frágil e bastante instável, pois a manteiga de cacau faz o chocolate derreter em torno de 30°C.

Manchas esbranquiçadas, irregulares e rugosas resultam da condensação que ocorre, por exemplo, quando o chocolate é retirado da geladeira. Parcialmente dissolvidos, os cristais de açúcar se depositam na superfície. A têmpera malfeita e a alta concentração de manteiga de cacau na superfície, causada por um choque térmico, também podem provocar o efeito de "véu branco" (uma camada esbranquiçada sobre o chocolate). O ressecamento pode acompanhar esse tipo de fenômeno, tornando o chocolate, além de esbranquiçado, duro e quebradiço. Em casos extremos, ele perde a capacidade de se derreter e o sabor é prejudicado, uma vez que a textura é importante parâmetro de degustação do chocolate. Seu consumo, no entanto, não é prejudicial à saúde.

Chocolate mofado

A temperatura ideal para se conservar o chocolate é de 12°C a 20°C. O chocolate deve ser guardado longe de qualquer fonte de calor (aquecedores, raios diretos do sol, etc.); ele não gosta de umidade, podendo mofar, sobretudo no outono, quando o ar está cheio de esporos. Os deliciosos cremes, conhecidos como *ganaches,* são particularmente sensíveis aos fungos, cujo primeiro indício é um sabor desagradável de álcool (fermentação alcoólica). No verão, ou em locais de climas mais quentes, a única solução é guardá-lo na gaveta inferior da geladeira, e, nesse caso, é aconselhável pôr o chocolate numa caixa hermética de plástico ou metal, ou embrulhar o tablete ou a caixa de chocolate em papel absorvente destinado a neutralizar a umidade da gaveta. O chocolate deve ser retirado da geladeira uma hora antes do consumo, para que possa voltar à temperatura apropriada para a degustação. O chocolate deve permanecer em sua embalagem isolante e ser estocado longe de fontes de odores fortes (fumaças, queijos, etc.), pois a grande proporção de manteiga facilita a absorção desses odores. Fora da embalagem isolante, deve-se guardar o chocolate em caixas ou latas herméticas.

Chocolate vencido

O chocolate amargo se conserva por um ano, o chocolate ao leite dura 8 meses, e os recheados ficam bons para o consumo por 6 meses. *Ganaches* e trufas artesanais são produtos frescos, sem conservantes, e portanto devem ser guardados na geladeira por 3 a 15 dias, a contar da data de fabricação, dependendo do creme de leite e da manteiga usados (frescos, pasteurizados ou esterilizados). Mesmo os chocolates que duram muito têm seus aromas alterados com o tempo. Entre os aromas mais voláteis estão os florais e os frutados.

Combinações com o chocolate

Por suas várias nuances aromáticas, o chocolate combina de maneira deliciosa, e às vezes insólita, com todo tipo de especiarias, frutas, flores e legumes. É uma arte difícil, mas o resultado é primoroso. O chocolate também se presta a alianças sutis com alguns chás, cafés, vinhos e outras bebidas alcoólicas. Os sabores picantes e inconfundíveis estão associados ao chocolate amargo, realçam o chocolate ao leite e intensificam a suavidade do chocolate branco. Mas deve haver equilíbrio nas combinações, porque os sabores do chocolate não devem ser encobertos pelos alimentos com que se combina.

Chocolate nacional *versus* chocolate importado

Segundo especialistas, os melhores chocolates do mundo são produzidos, basicamente, em três países: Bélgica, França e Suíça. Os grãos de cacau que servem como base para a produção desses chocolates são provenientes de plantações reconhecidas por produzirem as melhores sementes do mundo, o emprego das mais avançadas tecnologias de processamento do cacau e da massa do chocolate, com a utilização da manteiga de cacau, descartando-se qualquer outro tipo de gordura, e, por fim, a qualidade superior do leite utilizado na manufatura do chocolate são algumas das razões atribuídas à superioridade dos chocolates importados em relação aos brasileiros.

Contra-indicação do chocolate

O consumo de chocolate é contra-indicado para pessoas sensíveis, que podem ter enxaqueca provocada por alergias ou pela ação de substâncias vasodilatadoras presentes no chocolate, além de irritações na pele, no estômago e na mucosa intestinal. A diarréia pode ser causada pelo consumo excessivo, por causa do alto teor de gordura, razão pela qual pessoas com problemas no fígado devem evitá-lo. É também contra-indicado para pessoas que necessitam perder peso, uma vez que o chocolate é um alimento altamente energético.

Chocolate para alérgicos

Existem chocolates especiais fabricados para pessoas com intolerância à lactose, nos quais o leite de soja substitui o leite de origem animal. Como alternativa, existe o chocolate amargo, que não leva leite em sua composição. Em relação às pessoas com intolerância ao glúten, é necessário esclarecer que o chocolate puro não contém glúten; no entanto, é preciso ler atentamente as informações no rótulo do produto para se certificar de que o recheio ou outros ingredientes também são livres da substância.

Teste: Você é um chocólatra?

As perguntas deste teste foram formuladas com base nos comentários espontâneos dos participantes de um estudo feito pelo Prato (Programa de Atendimento ao Obeso) da Unifesp, que não foi validado cientificamente pelos pesquisadores. Mas, ao responder as questões abaixo, você pode ter uma boa idéia se é um "viciado" em chocolate:

1) O chocolate ocupa freqüentemente seu pensamento?
2) Você se sente viciado em chocolate ou dependente?
3) Já substituiu algum outro vício (café, cigarro, drogas) por chocolate?
4) Já acordou de madrugada para comer chocolate, ou teve de sair um dia na chuva para comprar porque não agüentava de vontade?
5) Se você está fazendo dieta, o fato de não poder comer chocolate põe tudo a perder? Se tiver de tirar o chocolate, você desiste da dieta?

6) Mesmo em casos de problema de saúde (obesidade, taxa alta de colesterol), você não consegue resistir ao chocolate?

7) Você come chocolate como recompensa?

8) Você procura o chocolate quando está deprimido?

9) Você usa o chocolate como remédio antiestresse ou quando está ansioso?

10) Quando está sem parceiro sexual, você percebe que busca comer mais chocolate?

11) Já comeu chocolate escondido para não ter de dividir com outras pessoas?

12) Você se sente culpado por não conseguir resistir ao chocolate ou se sente deprimido após comê-lo além do limite?

13) Você já tentou parar de comer chocolate e não conseguiu?

14) Você já sentiu algum sintoma de abstinência, como irritabilidade, quando deixa de comer chocolate?

Resultado:

Se respondeu afirmativamente a 7 ou mais questões, pode ser que você não tenha controle sobre o consumo de chocolate!

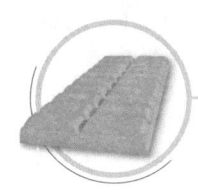

CAPÍTULO IX

CHOCOLATE E COMEMORAÇÕES

Na sociedade atual, o chocolate possui uma característica interessante: é como um substituto da linguagem no relacionamento humano, estabelecendo relação de comunicação de laços de amizade, solidariedade e amor. Dar uma caixa de bombons pode significar *feliz aniversário, boa viagem, desculpe-me, saúde* ou *estou apaixonado por você*. Trata-se de um presente difundido no Dia dos Namorados e no Dia das Mães; alguns pais também se valem de bombons para recompensar os filhos exemplares. Durante a Páscoa, é transformado em coelhos e ovos, símbolos do renascimento e de uma nova vida.

A Páscoa e os ovos de chocolate

A Páscoa é uma das datas comemorativas mais importantes entre as culturas ocidentais. A origem dessa comemoração remonta muitos séculos atrás. O termo "Páscoa" tem origem religiosa que vem do latim *Pascae*. Na Grécia Antiga, esse termo também é encontrado como *Paska*. Porém, sua origem mais remota é entre os hebreus, na qual aparece o termo *Pesach*, cujo significado é passagem.

Historiadores encontraram informações que levam a concluir que uma festa de passagem era comemorada entre povos europeus há milhares de anos, principalmente na região do Mediterrâneo, onde algumas sociedades, entre elas a grega, festejavam a passagem do inverno para a primavera durante o mês de março. Geralmente, essa festa era realizada na primeira lua cheia da época das flores. Entre os povos da Antigüidade, o período entre o fim do inverno e o começo da primavera era de extrema importância, pois estava ligado a maiores chances de sobrevivência em função do rigoroso inverno que castigava a Europa, dificultando a produção de alimentos.

Entre os judeus, a data assume um significado muito importante, pois marca o êxodo do Egito, por volta de 1250 a.C., depois de serem aprisionados pelos egípcios durante vários anos. A história está no Velho Testamento da Bíblia, no livro *Êxodo*. A Páscoa judaica também está relacionada à passagem dos hebreus pelo Mar Vermelho, quando, liderados por Moisés, fugiram do Egito. Durante a fuga, os judeus comem o *matzá* (pão sem fermento) para lembrar a rápida fuga do Egito, quando não sobrou tempo de fermentar o pão.

Entre os primeiros cristãos, a data celebrava a ressurreição de Jesus Cristo (quando, após três dias de sua morte, ele voltou à vida). O festejo era realizado no domingo seguinte à lua cheia posterior ao Equinócio da Primavera (21 de março). Entre os cristãos, a semana anterior à Páscoa é considerada como Semana Santa, que tem início no Domingo de Ramos e marca a entrada de Jesus na cidade de Jerusalém.

A figura do coelho está simbolicamente relacionada à essa data comemorativa por esse animal representar a fertilidade. O coelho se reproduz rapidamente e em grandes quantidades e, entre os povos antigos, a fertilidade era sinônimo de preservação da espécie e de melhores condições de vida, numa época em que o índice de mortalidade era altíssimo. No Egito Antigo, por exemplo, o coelho representava o nascimento e a esperança de nova vida. Tanto no significado judeu quanto no cristão, a data relaciona-se à esperança de uma vida nova. O costume de dar ovos começou há cerca de 3 mil anos com os chineses, que comemoravam o início da primavera no Hemisfério Norte, oferecendo ovos de pata e de galinha pintados em cores fortes. O ritual pagão celebrava a volta à vida após um inverno rigoroso, e os longos meses em que a natureza permanecia coberta de neve. A figura do coelho da Páscoa foi trazida para a América pelos imigrantes alemães, entre o final do século XVII e início do XVIII. Com o tempo, o costume se espalhou pelo mundo, e outros materiais substituíram o ovo animal, como a madeira e as pedras. Nos países da Europa, costumava-se escrever mensagens e datas nos ovos (de animais) e doá-los aos amigos. Em outros, como na Alemanha, o costume era presentear as crianças. Na Armênia, decoravam ovos ocos com figuras de Jesus, Nossa Senhora e outras figuras religiosas. Os ovos não eram comestíveis, como se conhece hoje. O ovo, em si, simboliza a vida imanente, oculta, misteriosa que está por desabrochar. Em meados de 1828, o desenvolvimento da indústria de chocolates na Inglaterra consolidou o produto como matéria-prima dessa época. No Oriente, no entanto, os ovos de chocolate ainda não foram totalmente incorporados à cultura.

Chocolate e amor

O aventureiro e sedutor veneziano Casanova (1725-1798) qualificou o chocolate como "elixir do amor". Conforme dito anteriormente, quando se está apaixonado, há a sensação de bem-estar, e por isso oferecemos bombons para que a pessoa amada tenha a mesma sensação ao nosso lado. Essa, talvez, seja a origem de se dar chocolates de presente no Dia dos Namorados, e também para demonstrar afeto, em datas como Dia das Mães, aniversários, nascimentos e outras comemorações.

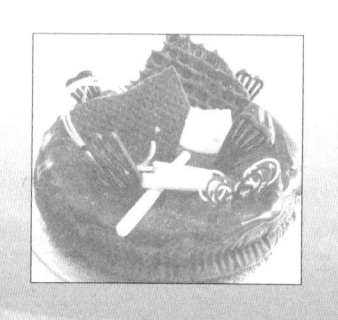

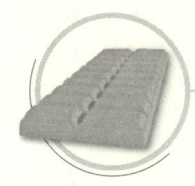

CAPÍTULO X

RECEITAS DELICIOSAS COM CHOCOLATE

Bavaroise de chocolate

Ingredientes

½ xícara (chá) de leite
120 g de chocolate meio amargo ou ao leite
4 gemas
100 g de açúcar refinado
Essência de baunilha ou açúcar vanile
5 folhas de gelatina incolor
Água para hidratar a gelatina
1 xícara (chá) de água para derreter a gelatina

Preparo

Derreter o chocolate com o leite em banho-maria. Bater as gemas com o açúcar refinado, juntar o chocolate derretido. Colocar as folhas de gelatina para hidratar e amolecer em água. Espremer a gelatina e derreter em 1 xícara de água quente. Perfumar com a baunilha. Juntar a gelatina com a água. Mexer o creme de leite e acrescentar na mistura. Colocar em fôrma de buraco e levar à geladeira por 6 horas.

Bavaroise de melão e chocolate

Ingredientes

   Da bavaroise de chocolate
   60 g de chocolate para cobertura
   4 colheres (sopa) de licor de melão ou de laranja
   6 colheres (sopa) de creme de leite fresco
   1 colher (sopa) de cacau amargo
   4 colheres (sopa) de açúcar
   6 colheres (sopa) de leite
   6 folhas de gelatina incolor
   2 ovos pequenos
   1 pitada de sal
   Da bavaroise de melão
   1 colher (sopa) de licor de melão ou de laranja
   6 colheres (sopa) de creme de leite fresco
   7 colheres (sopa) de açúcar
   6 colheres (sopa) de leite
   150 g de polpa de melão
   7 e ½ folhas de gelatina incolor
   Lascas de chocolate
   2 ovos pequenos
   Melão picado

Preparo

Da bavaroise de chocolate

Numa tigela, colocar a gelatina para amolecer em água fria por 15 minutos. Espremer bem, colocar numa panela, juntar o licor e derreter em fogo baixo sem ferver. Em uma tigela refratária, bater as gemas com o açúcar. Incorporar o cacau peneirado o leite, levar ao fogo e cozinhar em banho-maria, em fogo baixo, até encorpar, tomando cuidado para não ferver. Retirar do fogo e incorporar a gelatina derretida ao chocolate ralado. Misturar, deixar esfriar e adicionar as claras batidas, com o sal, em ponto de neve firme. Bater o creme de leite até ficar firme e juntar, delicadamente, ao creme preparado. Colocar na geladeira por uma hora e 30 minutos.

Da bavaroise de melão

Em uma tigela, colocar a gelatina para amolecer em água fria por 15 minutos. Espremer bem, colocar em uma panela pequena, juntar o licor e deixar derreter em fogo baixo sem ferver. Bater a polpa de melão no liquidificador, transferir para uma tigela e juntar a gelatina espremida. À parte, bater os ovos com o açúcar. Colocar em um refratário, despejar o leite e cozinhar o creme em banho-maria, mexendo sem parar até encorpar. Deixar esfriar, mexendo de vez em quando. Em seguida, misturar o creme à polpa de melão e adicionar, delicadamente, o creme de leite batido. Retirar a fôrma da geladeira e despejar a *bavaroise* de melão sobre a de chocolate. Cobrir a fôrma com filme plástico e levar à geladeira por uma hora. Para servir, desenformar a *bavaroise* sobre um prato e decorar com o melão picado e com as lascas de chocolate.

Biscoito de cacau e baunilha

Ingredientes
- 4 claras
- 2 gemas
- ½ xícara de açúcar
- 2 colheres (sopa) de margarina *light*
- 1 colher (chá) de essência de baunilha
- ½ xícara (chá) de farinha de trigo
- ¼ de xícara (chá) de cacau em pó
- 1 colher (chá) de fermento em pó

Preparo

Aquecer o forno em temperatura média e untar as forminhas com margarina derretida.

Bater as claras e as gemas com o açúcar em uma batedeira até obter uma mistura fofa. Juntar a margarina *light* com a baunilha, misturando com uma colher de pau. Adicionar a farinha, o cacau e o fermento peneirados e misturar até obter uma massa uniforme.

Colocar porções nas forminhas e os dispôr em uma assadeira. Assar por 20 minutos. Retirar do forno, deixar esfriar e desenformar. Polvilhar com açúcar e servir. Rende 6 porções com 70 calorias cada.

Biscoitos de chocolate

Ingredientes
8 claras
2 xícaras (chá) de açúcar
1 xícara (chá) de farinha de trigo
1 xícara (chá) de fermento em pó
180 g de chocolate ao leite
2 colheres (chá) de raspas de laranja

Preparo
Picar o chocolate. Bater as claras em neve e acrescentar, aos poucos, o açúcar até obter um suspiro firme. Adicionar a farinha de trigo peneirada, aos poucos, junto com o fermento, o chocolate e as raspas de laranja, mexendo tudo levemente. Em uma assadeira untada com manteiga, despejar pequenas porções de massa distanciadas umas das outras e levar para assar em forno baixo (125°C) por cerca de dez minutos. Rende 36 biscoitos.

Brigadeirão

Ingredientes
Manteiga para untar
1 colher (sopa) de manteiga em temperatura ambiente
1 lata de leite condensado
2 ovos

½ lata de creme de leite
¼ de xícara (chá) de cacau em pó
3 colheres (sopa) de chocolate granulado para
    decorar

Preparo

Untar com manteiga um refratário de anel de 20 centímetros de diâmetro por 8 centímetros de altura. Em uma tigela média, bater a manteiga e o leite condensado. Acrescentar os ovos e, sempre batendo, o creme de leite e o cacau em pó. Quando a mistura estiver uniforme, passar para o refratário e levar ao microondas em potência alta, por 4 minutos, até firmar. Deixar descansar por 5 minutos. Desenformar em um prato e esperar esfriar. Cobrir o brigadeirão com papel alumínio e deixar na geladeira por cerca de uma hora.

Decorar com o chocolate granulado e servir. Rende 8 porções.

Bolo de chocolate sem ovo

Ingredientes

3 xícaras (chá) de farinha de trigo
2 xícaras (chá) de açúcar
2 colheres (chá) de bicarbonato
½ xícara (chá) de cacau em pó
¾ de xícara (chá) de óleo
2 xícaras (chá) de água
2 colheres (chá) de essência de baunilha

2 colheres (chá) de vinagre
1 colher (chá) de sal
Cobertura
1 xícara (chá) de açúcar
½ xícara (chá) de cacau em pó
½ de xícara (chá) de leite
1 colher (sopa) de manteiga

Preparo

Numa tigela, peneirar a farinha com o açúcar, o bicarbonato e o cacau. Adicionar o óleo, a água, a baunilha, o vinagre e o sal, e misturar bem.

Aquecer o forno em temperatura alta. Untar uma assadeira retangular com óleo e despejar a massa. Assar em temperatura média por cerca de 40 minutos.

Cobertura

Pôr todos os ingredientes, exceto a manteiga, numa panela e levar ao fogo, mexendo até ferver. Deixar cozinhar por um minuto. Juntar a manteiga.

Retirar do fogo e misturar até obter uma calda grossa. Espalhar por cima do bolo. Ao esfriar, cortar e servir. Rende 20 porções com 233 calorias cada.

Bolo negro

Ingredientes

200 g de chocolate meio amargo picado
½ xícara (chá) de manteiga em temperatura
    ambiente

¾ de xícara (chá) de açúcar
½ xícara (chá) de farinha de trigo
4 ovos

Preparo

Preaquecer o forno (200°C). Untar uma fôrma de 20 centímetros de diâmetro. Em uma panela, levar ao fogo baixo o chocolate e a manteiga, até que derretam, mas sem deixar ferver. Juntar o açúcar e mexer bem. Retirar do fogo. Acrescentar a farinha de trigo e os ovos, misturando outra vez. Despejar a massa na fôrma e assar por 20 minutos ou até que, ao espetar um palito no bolo, ele saia limpo. Retirar do forno, deixar esfriar e desenformar. Servir acompanhado de sorvete de creme, se preferir.

Bombinhas de chocolate

Ingredientes

400 gramas de farinha de trigo
400 gramas de manteiga
1 pitada de sal
½ litro de água
6 ovos

Do recheio

2 colheres (sopa) de chocolate em pó
2 colheres (sopa) de farinha de trigo
4 colheres (sopa) de açúcar
1 gota de essência de baunilha

¼ de litro de leite
2 gemas de ovo
Da cobertura
½ colher (sopa) de gordura vegetal
125 g de chocolate em barra

Preparo

Levar ao fogo uma panela com a água, a manteiga e o sal. Esperar ferver e ir acrescentando, aos poucos, a farinha de trigo. Mexer sempre com uma colher de pau. Quando a massa começar a se desprender do fundo da panela, tirar do fogo, colocar na batedeira e juntar os ovos, aos poucos, sem parar de bater. Depois da massa extra bem batida, retirar da batedeira e ir colocando, aos poucos, dentro de um saco de confeitar. Fazer pequenas tiras com cerca de 3 centímetros e arrumar uma ao lado da outra em uma assadeira que não precisa estar untada. Se quiser preparar carolinas (bombinhas redondas), formar pingos grandes na assadeira. Levar para assar em fogo moderado (130°C) por 15 minutos ou até que fiquem douradas. Retirar do forno, esperar esfriar e cortar ao meio, no sentido do comprimento. Passar o recheio em cada uma das bombinhas e arrumar lado a lado, em um prato ou travessa. Com uma colher (café), derramar pequenas porções da cobertura sobre as bombinhas, cobrindo toda a parte superior.

Do recheio

Colocar todos os ingredientes em uma panela, mexer bem e levar ao fogo. Ferver sem parar de mexer para não encaroçar. Retirar do fogo e esperar esfriar um pouco. Inserir nas bombinhas.

Da cobertura

Cortar o chocolate em pequenos pedaços e colocar em uma tigela junto com a gordura vegetal. Colocar a tigela em banho-maria e levar ao fogo brando por cerca de 30 minutos. Quando o chocolate estiver totalmente derretido, tirar a cobertura do fogo e utilizar imediatamente.

Brownie de macadâmia

Ingredientes

200 g de chocolate amargo picado

250 g de manteiga em temperatura ambiente

1 e ¾ xícara (chá) de açúcar mascavo

4 ovos

1 xícara (chá) de farinha de trigo

⅓ de colher (chá) de fermento em pó

¼ de xícara (chá) de cacau em pó

200 g de macadâmia picada grosseiramente (ou de castanha-de-caju)

Preparo

Aquecer o forno na temperatura de 180°C. Colocar a manteiga e chocolate amargo em uma panela e levar ao fogo em banho-maria, mexendo até que a mistura fique homogênea. Colocar o açúcar, os ovos, a farinha de trigo, o fermento, o cacau em pó e a mistura de chocolate, que foi ao fogo numa vasilha, e misturar tudo. Acrescentar as macadâmias picadas e misturar suavemente. Colocar a mistura numa fôrma retangular forrada com papel-manteiga e levar ao forno por volta de 30-35 minutos. Fazer o teste do palito. Deixar esfriar e cortar em quadradinhos. Rende cerca de 20 unidades.

Calda quente de chocolate

Ingredientes
- ½ xícara (chá) de açúcar
- 4 colheres (sopa) de chocolate em pó
- 2 colheres (sopa) de amido de milho
- 1 xícara (chá) de leite
- 1 colher (chá) de baunilha, conhaque ou licor de menta

Preparo
Misturar todos os ingredientes em uma panela e levar ao fogo, mexendo sempre até engrossar. Servir a calda quente sobre o sorvete, crepe ou profiteroles. Rende 2 porções.

Charlotte de chocolate com molho de baunilha

Ingredientes

Da mousse

2 latas de creme de leite sem o soro

$2/3$ de xícara (chá) de água

$1/2$ xícara (chá) de açúcar

6 gemas ligeiramente batidas

250 g de chocolate meio amargo derretido e já esfriado

Do molho de baunilha

2 xícaras (chá) de leite

$1/2$ colher (chá) de baunilha

4 gemas

$1/2$ xícara (chá) de açúcar

Para decorar

2 pacotes de bolachas do tipo champanhe ou do tipo inglês

Creme de leite batido

Raspas de chocolate

Preparo

Da mousse de chocolate

Untar a fôrma redonda refratária de 20 centímetros por 9 centímetros. Forrar o fundo com papel manteiga. Em um refratário, deixar em banho-maria, a água e o açúcar e mexer até que dissolva bem. Aos poucos, juntar as gemas, batendo sem parar, até que formem picos médios (cerca de dez minutos).

Retirar do fogo e mexer para esfriar. Adicionar o chocolate derretido e bater bem. Acrescentar um pouco de creme de leite, mexer e, com cuidado, colocar o creme de leite restante.

Do molho de baunilha

Em uma panela, misturar o leite e a baunilha. Esperar levantar fervura e retirar do fogo. Deixar descansar por dez minutos. Em uma vasilha, bater muito bem as gemas e o açúcar. Aos poucos, acrescentar o leite com a baunilha e bater bem. Colocar o molho em uma panela, levar ao fogo brando e cozinhar por três minutos, mexendo sempre até que engrosse. Não deixar ferver. Esperar esfriar e levar à geladeira.

Montagem

Cortar uma das pontas das bolachas. Colocar uma camada fina da mousse no fundo da fôrma. Forrar os lados da fôrma com as bolachas, com o lado cortado para cima e o lado arredondado para baixo. Preencher a fôrma com a mistura de chocolate restante. Dar uma leve batida com a fôrma sobre a mesa para distribuir bem o recheio. Levar à geladeira até que o chocolate esteja firme. Para servir, inverter sobre um prato redondo com borda. Retirar o papel manteiga. Enfeitar com creme de leite batido e raspas de chocolate. Servir o molho de baunilha à parte. Rende 6 porções.

Cheese cake de chocolate

Ingredientes

2 colheres (sopa) de cacau em pó
200 g de biscoito de amido de milho triturado
100 g de manteiga
Do recheio
1 colher (chá) de essência de baunilha
1 colher (chá) de essência de rum
2 colheres (sopa) de achocolatado
1 colher (sopa) de manteiga
4 colheres (sopa) de rum
½ xícara (chá) de açúcar de confeiteiro
¼ de xícara (chá) de água
200 ml de creme de leite fresco batido como chantili
1 vidro de geléia de tangerina ou laranja
350 g de chocolate meio amargo
1 pote de *cream cheese light*
1 lata de creme de leite *light*
1 sachê de gelatina sem sabor
100 g de ricota
3 claras

Preparo

Misturar muito bem todos os ingredientes da massa. Forrar uma fôrma de fundo removível. Levar para assar ao forno preaquecido na temperatura de 180°C, por 12 minutos. Derreter o chocolate com o creme de leite, o achocolatado e a manteiga. Dissolver a gelatina na água, depois bater as claras com o açúcar de confeiteiro e juntar todos os ingredientes menos a geléia. Colocar a mistura sobre a massa e levar à geladeira por seis horas. Antes de servir espalhar a geléia sobre o *cheese cake*.

Chocolatada

Ingredientes
    1 litro de leite
    200 g de chocolate meio amargo (em tablete)

Preparo
    Ferver o leite. Levar ao fogo uma xícara (chá) do leite fervido misturada com o chocolate meio amargo (em tablete) e esperar o chocolate derreter. Acrescentar o leite restante e ferver. Bater no processador e servir bem quente.

Chocolate cremoso

Ingredientes
    4 colheres (sopa) de amido de milho
    6 colheres (sopa) de chocolate em pó
    1 litro de leite
    1 gema
    1 lata de leite condensado
    1 lata de creme de leite
    1 colher (chá) de café
    1 colher (chá) de essência de baunilha

Preparo

Em uma panela, de preferência de fundo grosso, colocar os ingredientes, exceto o creme de leite, e levar ao fogo baixo, mexendo sempre, até engrossar. Retirar do fogo, juntar o creme de leite e misturar até formar um creme homogêneo. Distribuir o creme em taças e deixar esfriar. Cobrir com filme plástico e levar para gelar. No momento de servir, polvilhar com chocolate em pó.

Creme de chocolate

Ingredientes

½ xícara (chá) de leite
200 g de chocolate meio amargo picado
½ xícara (chá) de manteiga em temperatura
    ambiente

Preparo

Numa tigela, colocar o leite e levar ao microondas em potência média por dois minutos. Juntar o chocolate e voltar ao microondas na mesma potência por um minuto. Misturar bem até o chocolate derreter completamente. Se for necessário, pôr para assar por mais um minuto. Acrescentar a manteiga e voltar ao microondas por mais 30 segundos. Misturar bem. Distribuir em quatro taças de sobremesa de capacidade de ¼ de xícara e deixar gelar por duas horas. Rende 4 porções de 457 calorias cada.

Creme de damascos e chocolate

Ingredientes
   Do creme de damascos
   100 g de damascos secos (aferventados em um
       pouco de água, escorridos e picados)
   1 lata de leite condensado
   1 lata de leite
   4 gemas
   Do creme de chocolate
   1 lata de creme de leite com soro
   1 tablete (200 g) de chocolate meio amargo picado
   Da cobertura
   4 colheres (sopa) bem cheias de açúcar
   2 claras
   1 colher (sobremesa) de suco de limão
   Raspas de chocolate para decorar

Preparo
Do creme de damascos
   Em uma panela, misturar os damascos aos outros
ingredientes. Levar ao fogo, mexendo sempre até
engrossar. Despejar em uma fôrma refratária redonda
e reservar.
Do creme de chocolate
   Misturar o creme de leite e o chocolate, e levar
ao fogo em banho-maria, mexendo sempre até o
chocolate derreter. Despejar quente sobre o creme
de damascos.

Da cobertura

Bater na batedeira o açúcar, as claras e o suco de limão até obter um merengue firme. Espalhar sobre o creme de chocolate e levar ao forno preaquecido, por alguns minutos, só para o merengue dourar. Retirar do forno e esperar esfriar. Decorar com raspas de chocolate. Servir gelado.

Delícia de chocolate e morango

Ingredientes

2 latas de leite condensado
4 latas de leite
4 gemas
2 latas de creme de leite com soro
2 colheres de amido de milho
2 caixas de morango
500 g de barra de chocolate ao leite

Preparo

Levar ao fogo o leite condensado, o leite, o amido de milho, as gemas e mexer bem para não empelotar. Depois do creme pronto colocar numa travessa para esfriar e adicionar uma caixa de morangos lavados e picados por cima do creme branco e reservar. Derreter o chocolate em banho-maria, misturar bem com o creme de leite com o soro, depois jogar por cima do creme branco reservado. Colocar a outra caixa de morangos picados. Se desejar, raspar uma barrinha de 50 g do chocolate por cima para decorar.

Doce de uva ao chocolate branco

Ingredientes
- 1 barra de chocolate branco (180 g)
- 1 kg de uvas (a de sua preferência)
- 1 lata de creme de leite (sem soro)
- 1 lata de leite condensado

Preparo

Cortar as uvas ao meio e retirar as sementes. Em um refratário, colocar as uvas espalhando bem, e reservar. Levar ao fogo em banho-maria a barra de chocolate branco. Após derreter bem o chocolate, adicionar o leite condensado e o creme de leite e mexer bem, até começar a ferver. Deixar descansar por 5 minutos e colocar sobre as uvas. Levar à geladeira (não levar ao congelador) por uma hora.

Docinhos de chocolate e amêndoas

Ingredientes
- 150 g de amêndoas levemente torradas
- 150 g de biscoito tipo champanhe
- 3 colheres (sopa) rasas de chocolate em pó
- 80 g de açúcar
- 3 xícaras (chá) de leite
- Licor

Preparo

Colocar as amêndoas em um processador e triturar até obter uma farofa fina. Juntar à massa de amêndoas, o açúcar, o chocolate e os biscoitos esfarelados, molhando tudo com o leite e o licor, até que fiquem bem ligados. Fazer os docinhos (na fôrma que quiser) e passá-los no chocolate em pó. Deixar secar e colocar em forminhas de papel.

Docinhos de nozes com chocolate

Ingredientes
- 1 colher (sopa) de chocolate em pó
- 1 xícara (chá) de nozes moídas
- 1 lata de leite condensado
- 2 gemas

Preparo

Misturar bem todos os ingredientes e levar, em refratário fundo, ao microondas por seis a oito minutos na potência alta, mexendo a cada dois minutos. Retirar, mexer bem, esperar esfriar e enrolar. Banhar em chocolate branco derretido ou em fondant. Decorar com nozes picadas.

Espumone *light* de chocolate

Ingredientes
- 1 xícara (chá) de leite desnatado
- 1 iogurte pequeno (190 ml) desnatado natural

2 colheres (sopa) rasas de chocolate em pó
½ cálice de licor
1 sachê de gelatina em pó sem sabor
3 colheres (sopa) de adoçante em pó

Preparo

Dissolver a gelatina conforme instruções da embalagem. Reservar. Levar ao liquidificador todos os ingredientes e a gelatina dissolvida. Bater por 4 minutos. Colocar o creme em taças e levar à geladeira por quatro horas. Decorar com raspas de chocolate. Rende 6 porções.

Flan de chocolate

Ingredientes

1 pacote de gelatina em pó sem sabor
1 colher (chá) de raspas de laranja
6 colheres (sopa) de água
180 g de chocolate meio amargo
1 lata de leite condensado

Preparo

Picar o chocolate. Colocar a gelatina de molho em 6 colheres (sopa) de água fria em uma tigela refratária (tamanho grande) e levar ao banho-maria, mexendo até dissolver. Acrescentar o chocolate, o leite condensado e juntar água morna (usar a lata de leite condensado para calcular a quantidade de água – uma lata e meia). Misturar bem, juntar as raspas de laranja e despejar em fôrma molhada. Levar à geladeira por, no mínimo, 5 horas e, na hora de servir, tirar da fôrma e decorar com cerejas e chantili.

Fondue de chocolate

Ingredientes
- 400 g de chocolate ao leite em barra
- 100 g de chocolate meio amargo
- 1 lata de creme de leite *light*
- 1 cálice de licor
- Frutas picadas (banana, morango, kiwi)
- Marshmallow

Preparo
Derreter no microondas o chocolate, colocando num recipiente de vidro, próprio para microondas. Deixar em potência alta por um minuto, retirar e ver se dá para mexer o chocolate até ficar bem derretido. Caso não dê, levar ao microondas por mais 30 segundos; ir repetindo o procedimento até que o chocolate derreta. Levar ao fogo médio o chocolate e misturar o licor e o creme de leite. Mexer até ficar com uma consistência cremosa. O importante é mexer sempre para não empelotar. Quando estiver pronto é só levar para o *rechaud* e servir, espetando as frutas, o marshmallow e mergulhando na mistura.

Caso deseje que não fique muito doce, substitua a quantidade de chocolate ao leite pelo meio amargo.

Mousse branco *diet*

Ingredientes
2 barras (80 g cada) de chocolate branco dietético
1 xícara (chá) de leite desnatado
1 copo de iogurte natural desnatado
3 colheres (sopa) de adoçante em pó
1 colher (sopa) de gelatina incolor
Raspas de limão
2 claras batidas em neve
Chocolate ao leite *diet* para decorar

Preparo
Derreter o chocolate branco no microondas. Acrescentar o leite e reservar. No liquidificador, bater o iogurte, o adoçante, a gelatina e as raspas de limão. Juntar a mistura ao chocolate e às claras em neve, colocar em taças e levar à geladeira por duas horas. Decorar com as raspas de chocolate e servir gelada. Rende 6 porções de 96 calorias.

Mousse de chocolate com damasco

Ingredientes
1 barra grande (9.200 g) de chocolate meio amargo
4 claras

    1 pitada de sal

    3 gemas

    4 colheres (sopa) de leite desnatado (em tempe-
        ratura ambiente)

    10 damascos picados

Preparo

Derreter o chocolate em banho-maria e reservar. Na batedeira, bater as claras em neve com sal.
Reservar. Bater as gemas com o leite até ficar uma
mistura cremosa. Acrescentar o chocolate derretido
e bater em velocidade baixa até formar um creme
homogêneo. Juntar as claras delicadamente. Distribuir
em seis taças, intercalar com camadas de damasco e
de chocolate. Levar à geladeira por uma hora ou até
a mousse ficar firme e geladinha. Decorar e servir.

Tempo de preparo: 20 min (sem o tempo de geladeira). Rende 6 porções de 270 calorias cada.

Pavê de chocolate

Ingredientes

    3 gemas

    1 xícara (chá) de açúcar

    ½ xícara (chá) de chocolate em pó solúvel

    1 colher (chá) de café em pó solúvel

    5 colheres (sopa) de manteiga

    1 lata de creme de leite

    2 pacotes de biscoito de amido de milho

½ xícara (chá) de rum (para a calda)
½ xícara (chá) de licor de cacau (para a calda)

Preparo

Bater a manteiga, o açúcar e as gemas até formar um creme homogêneo. Acrescentar o chocolate, o café e bater por mais alguns minutos. Aos poucos, juntar o creme de leite e misturar sem bater. Reservar. Preparar a calda misturando o licor com o rum. Reservar.

Montagem

Para montar o pavê, colocar no fundo de uma fôrma refratária retangular uma camada de biscoitos de amido de milho umedecidos na calda e sobre esta camada espalhar uma camada do creme. Repetir as camadas seguindo a ordem biscoitos-creme-biscoitos, mas a última camada tem que ser de creme. Decorar com raspas de chocolate, alisar a camada final de creme com uma espátula e levar à geladeira. Rende 12 porções.

Petit gâteau

Ingredientes

150 g de chocolate meio amargo
150 g de manteiga
1 xícara (chá) de açúcar
½ xícara (chá) de farinha de trigo
3 ovos inteiros
3 gemas

Preparo

Em banho-maria, derreter a margarina e quando estiver quente acrescentar o chocolate. Acrescentar as gemas, os ovos e o açúcar e mexer bem. Acrescentar, então, a farinha de trigo, mexendo bem. Untar as forminhas com manteiga e colocar a massa. Levar ao forno por oito minutos (dependendo do forno pode demorar mais), ficar de olho, e retirar assim que formar uma casquinha.

Pudim de chocolate

Ingredientes
  Da massa
  6 gemas
  1 colher (sopa) de manteiga
  2 xícaras (chá) de leite quente
  ½ xícara (chá) de açúcar
  ½ colher (sopa) de amido de milho
  250 g de chocolate ao leite
  Do molho
  ½ colher (sopa) de manteiga
  ½ lata de creme de leite
  ¼ de xícara (chá) de água
  150 g de chocolate ao leite

Preparo
  Da massa
  Picar o chocolate e dissolver no leite. Bater em creme as gemas com o açúcar, juntar a manteiga, o amido de

milho e, sem deixar de bater, acrescentar o chocolate dissolvido. Despejar em uma fôrma própria para pudim untada com manteiga e levar para assar por uma hora em banho-maria, no forno quente (200°C). Depois de assado, tirar da fôrma e deixar esfriar.

Do molho

Picar o chocolate. Misturar bem a manteiga, a água e o chocolate e levar ao fogo em banho-maria mexendo até derreter o chocolate. Acrescentar o creme de leite, misturando bem. Servir frio sobre o pudim.

Pudim de pão de chocolate

Ingredientes

10 fatias de pão de fôrma sem cascas moídas no processador

4 ovos

¾ de xícara (chá) de açúcar

1 xícara (chá) de chocolate em pó peneirado

¼ de xícara (chá) de leite

100 g de chocolate meio amargo em tablete partido em pedaços

Acessório

Fôrma de buraco no meio com 18 centímetros de diâmetro.

Preparo

Numa tigela, misturar todos os ingredientes, exceto o chocolate meio amargo, e bater na batedeira até ficar uma mistura lisa. Untar a fôrma com manteiga. Colocar metade da massa na fôrma e por cima distribuir o chocolate. Cobrir com a massa restante. Levar para assar no forno preaquecido em temperatura média, em banho-maria, por 30 minutos. Deixar esfriar um pouco e desenformar. Servir com chantili, se desejar. Rende 6 porções de 255 calorias cada.

Pudim de ricota e chocolate

Ingredientes
- 1 xícara (chá) de açúcar
- ½ xícara (chá) de chocolate em pó
- 1 lata de leite condensado
- 2 vezes a medida do leite condensado de leite comum
- 4 ovos
- 2 xícaras (chá) de ricota amassada
- ¼ de xícara (chá) de passas sem semente

Preparo
Caramelizar uma fôrma para pudim com o açúcar e reservar. Bater no liquidificador o chocolate em pó, o leite condensado, o leite, os ovos e a ricota. Acrescentar as passas e misturar. Despejar na fôrma caramelizada e assar em banho-maria, em forno médio (180°C), por 50 minutos. Desenformar depois de gelado.

Quadrados de chocolate

Ingredientes
   3 xícaras (chá) de açúcar
   1 xícara (chá) de leite
   1 xícara (chá) de nozes moídas
   1 xícara (chá) de chocolate em pó
   1 colher (sopa) de manteiga ou margarina

Preparo
   Colocar em uma panela todos os ingredientes e levar ao fogo, mexendo sempre. Quando a massa estiver despregando do fundo da panela, despejá-la em mármore untado com manteiga. Cortar em quadrados.

Rosca de maçã com chocolate

Ingredientes
   Da massa
   1 colher (sopa) de açúcar
   2 tabletes de fermento fresco (30 g = 1 colher sopa rasa de fermento biológico seco)
   1 pitada de sal
   1 xícara (chá) de leite morno
   4 xícaras (chá) bem cheias de farinha de trigo
   2 colheres (sopa) de margarina sem sal
   1 colher (sopa) de leite em pó

Do recheio
50 g de margarina ou manteiga sem sal
3 maçãs pequenas, sem casca, em fatias finas
100 g de chocolate meio amargo picado
3 colheres (sopa) de açúcar
1 colher (café) de canela em pó
1 ovo (ligeiramente batido) para pincelar

Preparo

Desmanchar primeiro o açúcar no fermento. Em seguida, acrescentar o sal, o leite morno e um pouco de farinha (aguardar até a massa líquida começar a formar bolhas). Juntar o restante dos ingredientes e trabalhar a massa até soltar das mãos. Deixar crescer até dobrar de volume. Sobre uma superfície enfarinhada e com a ajuda de um rolo, abrir a massa formando um retângulo de dois palmos de comprimento por um palmo e meio de largura. Espalhar a margarina ou manteiga pela superfície da massa e dobrar. Abrir novamente. Distribuir as maçãs e o chocolate (espalhando na superfície da massa) e polvilhar com o açúcar e a canela. Dobrar as extremidades laterais da massa para dentro (devem ficar bem fechadas). Pincelar com o ovo, enrolar como um rocambole no sentido do comprimento. Colocar a massa em uma fôrma redonda com buraco no meio, untada e enfarinhada. Deixar crescer e dobrar de volume (em local aquecido). Pincelar com ovo e assar em forno preaquecido. Rende 2 roscas.

Salaminho de chocolate

Ingredientes

- 1 pacote de biscoito de amido de milho esmigalhado
- 1 lata de leite condensado
- 1 caixinha de chocolate em pó (200 g)
- 300 g de manteiga derretida
- 2 colheres (sopa) de uísque ou conhaque
- ½ xícara (chá) de amêndoas sem pele (80 g)

Preparo

Em uma tigela, misturar o biscoito, o leite condensado e o chocolate. Juntar a manteiga, a bebida e as amêndoas. Misturar até formar uma massa homogênea. Fazer um rolo de 8 centímetros de diâmetro e envolvê-lo em filme plástico. Levar para gelar até ficar bem firme ou congelar. Na hora de servir, cortar fatias da espessura que desejar. Servir as fatias sozinhas, com sorvete ou chantili.

Sobremesa bicolor

Ingredientes

- 1 lata de leite condensado
- 6 gemas
- 1 colher (sopa) de amido de milho
- ½ litro de leite
- ½ tablete de chocolate meio amargo (100 g)
- 1 colher (chá) de essência de baunilha

Preparo

Misturar o leite condensado, as gemas, o amido de milho e bater até obter uma mistura bem uniforme. Adicionar, aos poucos, o leite fervente, sem parar de mexer. Dividir o creme em duas partes iguais. Derreter o chocolate em banho-maria. Levar uma das partes do creme ao fogo e adicionar o chocolate derretido, mexendo sempre até engrossar. Levar a outra parte do creme ao fogo e acrescentar a baunilha. Mexer até obter a mesma consistência do creme de chocolate. Colocar em copos ou taças fundas, uma porção de cada creme. Levar à geladeira e deixar durante, pelo menos, duas horas. Servir bem gelado, decorado com raspas de chocolate.

Sorvete de menta com chocolate

Ingredientes
  Do sorvete
  10 folhas de menta
  8 folhas de manjericão
  1 xícara (chá) de leite integral
  1 xícara (chá) de creme de leite fresco
  4 gemas grandes
  10 colheres (sopa) de açúcar
  Da calda
  100 g de chocolate ralado para cobertura
  3 colheres (sopa) de creme de leite fresco

1 colher (sopa) de xarope de menta
1 fatia grande de melão
Lascas de chocolate para decorar

Preparo
  Do sorvete
  Lavar e enxugar a menta e o manjericão e colocar no freezer por cerca de dez minutos. Em seguida, picar bem. Colocar para ferver o leite com o creme de leite e deixar amornar. Com um batedor manual, bater as gemas em uma tigela com o açúcar, até obter um creme esbranquiçado e espumoso. Despejar por cima a mistura de leite e creme de leite e mexer bem com o batedor. Cozinhar o creme em banho-maria até encorpar, tomando o cuidado para não deixar ferver. Em seguida, coar a mistura, incorporar as ervas e deixar esfriar em uma tigela com água gelada, mexendo de vez em quando. Levar a mistura ao congelador e, assim que ficar firme, retirar e bater na batedeira até obter um creme. Voltar ao congelador. Repetir a operação.
  Da calda
  Colocar o chocolate ralado para derreter, em banho-maria, com o creme de leite e o xarope de menta, mexendo sempre. Distribuir o sorvete em taças e decorar com o melão, a calda preparada em fio e as lascas de chocolate.

Strudel de nozes e chocolate

Ingredientes
Da massa
2 xícaras (chá) de farinha de trigo
1 pitada de sal
1 colher (sopa) de vinagre
3 colheres (sopa) de óleo
Manteiga para untar e pincelar
Farinha de rosca para polvilhar
Do recheio
2 ovos batidos
1 xícara (chá) de açúcar
1 tablete de chocolate meio amargo (200 g) picado
1 xícara (chá) de nozes moídas (160 g)
1 pitada de sal
1 colher (chá) de essência de baunilha

Preparo
Sobre uma superfície lisa, peneirar a farinha, fazer uma cova no centro e colocar, aos poucos, o sal, o vinagre, o óleo e 10 colheres (sopa) de água morna. Amassar e sovar até obter uma massa lisa. Achatar a massa com o rolo, deixando-a do tamanho de um prato. Colocar sobre um pano de prato enfarinhado, pincelar com óleo, cobrir e deixar descansar por 30 minutos. Enquanto isso, preparar o recheio, misturando bem os ovos, o açúcar, o chocolate, as nozes, o sal e a essência de baunilha. Abrir a massa

sobre o pano, o mais finamente possível, puxando-a com as costas das mãos até que fique transparente, mas tomando cuidado para não rasgá-la. Pincelar com manteiga derretida, polvilhar farinha de rosca e espalhar o recheio por igual. Com uma faca bem afiada, cortar as beiradas da massa e, com cuidado, suspender o pano de prato, enrolando o strudel como um rocambole. Fechar as pontas, dar formato de meia-lua e colocar em assadeira untada e enfarinhada. Pincelar por cima manteiga derretida, polvilhar açúcar e assar em forno preaquecido (200°C), por cerca de 30 minutos. Servir morno.

Suflê de banana com chocolate

Ingredientes
  Do suflê
  6 bananas nanicas médias e maduras
  ¾ de xícara (chá) de açúcar
  1 colher (sopa) de suco de limão
  1 colher (chá) de essência de baunilha
  4 claras
  Da calda de chocolate
  1 tablete de chocolate meio amargo (200 g) picado
  2 colheres (sopa) de manteiga
  1 colher (chá) de essência de baunilha
  1 xícara (chá) de leite

Preparo

Amassar as bananas, juntar o açúcar, o suco de limão e a baunilha e mexer bem. Bater as claras em neve e misturá-las ao creme de bananas. Despejar a massa numa fôrma canelada redonda, própria para suflês, untada e polvilhada com açúcar. Preencher dois terços de sua capacidade, deixando um espaço para que o suflê cresça. Preaquecer o forno e assar o suflê em temperatura média (150°C), por cerca de 30 minutos ou até que esteja crescido e dourado.

Da calda de chocolate

Levar o chocolate ao banho-maria para derreter, mexendo com uma espátula. Apagar o fogo antes que a água ferva. Acrescentar a manteiga, a essência de baunilha, o leite e mexer para integrar bem os ingredientes. Retirar o suflê do forno, pulverizá-lo com açúcar, regá-lo com a calda de chocolate e servir imediatamente.

Suflê *light*

Ingredientes

¼ de xícara (chá) de cacau em pó
½ xícara (chá) de água
4 claras
5 colheres (sopa) de açúcar
Cacau em pó para polvilhar

Preparo

Misturar o cacau com água e levar ao fogo alto, mexendo ate ferver e engrossar. Aquecer o forno em temperatura alta e untar, com margarina *light*, seis forminhas refratárias com capacidade de meia xícara. Reservar. Bater as claras em neve por dois minutos, adicionando aos poucos o açúcar. Continuar batendo até obter picos firmes. Peneirar o cacau sobre as claras batidas e misturar delicadamente.

Colocar o suflê nas forminhas e levar ao forno por dez minutos ou até que ele cresça e fique firme. Servir. Rende 6 porções de 100 calorias cada.

Tartufo

Ingredientes

200 g de sorvete de creme
1 xícara (chá) de chocolate em pó
500 g de sorvete de chocolate

Preparo

Com o cortador de bolinhas de melão, fazer bolinhas de sorvete de creme. Passar em chocolate em pó, colocar em uma assadeira e levar ao freezer assim que terminar, para endurecer bem. Com uma colher para sorvete, retirar bolas de sorvete de chocolate e apertar a bola de sorvete de creme do meio, encobrindo-a com o sorvete de chocolate.

Passar os tartufos no chocolate em pó e levar ao freezer até a hora de servir. Rende 6 unidades de 296 calorias cada.

Tirinhas de laranja com chocolate

Ingredientes
2 laranjas baía médias e maduras
1 xícara (chá) de água
1 xícara (chá) de açúcar
Da cobertura
150 g de chocolate meio amargo picado
Óleo para untar

Preparo
Lavar bem as laranjas, dividi-las ao meio, retirar a polpa e desprezá-la. Remover a membrana branca. Cortar cada parte em tiras de 1 centímetro de largura. Cobrir as tiras com água fria e depois fervê-las. Escorrer, cobrir novamente com água e ferver. Repetir até que as tiras fiquem bem claras. Escorrer. Dissolver o açúcar na água em fogo baixo por um minuto. Cozinhar por mais um minuto, adicionar as tiras de laranja e manter no fogo sem mexer até a calda ficar bem espessa. Apoiar uma grade sobre uma assadeira e deixar as tiras secarem por 24 horas.
Da cobertura
Untar a grade com óleo e pôr sobre a assadeira. Banhar as pontas das tiras no chocolate temperado

e colocar na grade. Deixar na geladeira por cinco minutos ou até o chocolate endurecer. Servir em temperatura ambiente como acompanhamento de café ou chá. Rende 84 unidades de 19 calorias cada.

Torta crocante de maçã e chocolate

Ingredientes

  6 maçãs médias sem casca, cortadas em fatias finas
  Suco de 2 limões
  2 xícaras (chá) de açúcar
  1 colher (sobremesa) de canela em pó
  1 xícara (chá) de manteiga (200 g) à temperatura
    ambiente
  2 xícaras (chá) de farinha de trigo
  3 colheres (sopa) de castanha-de-caju torradas e
    picadas (50 g)
  6 tijolinhos de cobertura de chocolate ao leite
    (300 g) picados

Preparo

Regar as fatias de maçã com o suco de limão, à medida que for descascando e cortando. Untar uma fôrma rasa (28 centímetros de diâmetro) e espalhar por cima a metade do açúcar misturado com a canela. Preaquecer o forno à temperatura média (180°C) e assar as maçãs por cerca de 20 minutos ou até ficarem macias e levemente caramelizadas. Enquanto isso, preparar uma farofa, misturando a manteiga, a farinha, o restante do açúcar e a castanha. Revolver com as mãos para deixá-la bem solta. Misturar o chocolate picado com a ajuda de uma colher, para que o calor das mãos não o amoleça. Espalhar a farofa sobre as maçãs e levar ao forno por cerca de 35 minutos ou até dourar. Retirar do forno, desenformar e servir quente ou morna.

Torta de sorvete de chocolate com suspiro

Ingredientes
- 2 litros de sorvete de chocolate
- 100 g de suspiros comprados prontos ou feitos em casa
- 1 xícara (chá) de nozes ou castanhas-de-caju tostadas e picadas

Preparo
Forrar o fundo da fôrma com papel vegetal. Colocar uma camada de sorvete. Misturar o suspiro quebrado com as nozes e polvilhar sobre o sorvete, alternando as camadas e terminando com o sorvete. Levar ao freezer, até que fique firme, coberto com plástico ou papel alumínio. Desenformar e servir. Rende 10 porções de 565 calorias cada.

Trufa de chocolate

Ingredientes

- I lata de creme de leite ou creme de soja (200 g)
- I e ½ tablete de chocolate ao leite picado (aproximadamente 255 g)
- I tablete de chocolate meio amargo picado (170 g)
- ½ xícara (chá) de cacau em pó

Preparo

Juntar o creme de leite e os chocolates em um refratário médio e redondo. Levar ao fogo, em banho-maria até o chocolate derreter por completo. Retirar do banho-maria e misturar até obter um creme homogêneo. Levar à geladeira por, no mínimo, três horas (até que dê para enrolar). Pegar uma colher da massa de chocolate e, com as palmas das mãos untadas com margarina, enrolar as trufas e passar no cacau em pó.

REFERÊNCIAS BIBLIOGRÁFICAS

ARIEFDJOHAN, M. W., SAVAIANO, D. A. Chocolate and Cardiovascular Health: is it too good to be true? *Nutrition Reviews*, v. 63, n.12, 2005.

COADY, C. *O guia do chocolate*. São Paulo: Central livros, 1998.

DING, E. L., HUTFLESS, S. M. , DING, X., GIROTRA, S. Chocolate and Prevention of Cardiovascular Disease: a systematic review. *Nutrition & Metabolism*, v. 3, n. 2, 2006.

GENTILEZZA, Y. I. *Os prazeres do chocolate*. São Paulo: Keila & Rosenfield, 1992.

KEEN, C. L., HOLT, R. R. , OTEIZA, P. I., FRAGA, C. G. , SCHMITZ, H. H. Cocoa Antioxidants and Cardiovascular Health. *Am. J. Clin. Nutr.* v. 81 (suppl), p. 298S-303S, 2005.

LANNES, S. C. S.; GIOIELLI, L. A. Uso de gorduras vegetais hidrogenadas na indústria de chocolates. *Óleos e Grãos*, São Paulo, p. 44-46, jul./ago. 1998.

MINIM, V. P. R., CECCHI, H. M. Avaliação da composição em ácidos graxos de barras de chocolate ao leite. *Ciência, tecnologia e alimentação*, Campinas, v. 18, n. 1, 1998.

STEINBERG, F. M., BEARDEN, M. M., KEEN, C.L. Cocoa and chocolate flavonoids: implications for cardiovascular health. *Journal American Diet Association*, v. 103, p. 215-223, 2003.

VALDECIR, L.; VISSOTO, F. Z.; FADINI, A. L.; GARCIA, A. E. B. *Tecnologia de fabricação de chocolate*. Campinas: Cereal Chocotec - ITAL, 2000.

Sites de interesse

Chocolates garoto
www.garoto.com.br

Embrapa
www.cpatc.embrapa.bR

INDECA – Indústria e Comércio de Cacau Ltda.
www.indeca.com.br

The Field Museum
www.fieldmuseum.org/Chocolate/about.html

A história do chocolate
www.colegiosaofrancisco.com.br/alfa/historia-do-chocolate/historia-do-chocolate-1.php

Valmari Cosméticos
www.valmari.com.br/informari/informari-interna3.php

Chocolates Aphrodite
www.aphrodite-chocolates.co.uk

Unicamp – TACO
www.unicamp.br/nepa/taco

LEIA TAMBÉM...

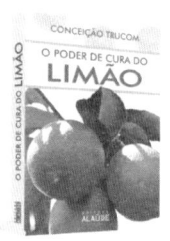

10 X 15 cm
200 páginas

O PODER DE CURA DO LIMÃO

Conceição Trucom

O poder de cura do limão é um guia de medicina caseira que todo lar deve ter. Um alimento natural, acessível a todos, disponível o ano todo e que pode ser facilmente utilizado em diversas técnicas terapêuticas de prevenção e tratamento de várias doenças. O limão – polpa e casca – é um alimento ímpar da natureza porque sua composição lhe confere propriedades múltiplas como: fortalecer ossos, órgãos e sistemas; ativar a circulação e o sistema imunológico, entre outros. Você se surpreenderá ao conhecer todo o potencial de cura que esta fruta nos oferece.

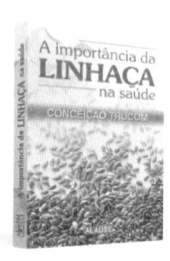

10 X 15 cm
152 páginas

A IMPORTÂNCIA DA LINHAÇA NA SAÚDE

Conceição Trucom

Este livro traz um estudo detalhado das propriedades nutracêuticas da linhaça, importante alimento para a conquista do equilíbrio orgânico, eficiente na prevenção de diversas doenças e no tratamento de alguns quadros de deficiência hormonal. Esta semente nobre proporciona energia sem aumentar o peso de quem a consome, além de ativar o sistema imunológico e prevenir contra o envelhecimento. Um livro para aqueles que estão em busca de uma vida mais saudável e acreditam que a natureza oferece saúde em abundância.

LEIA TAMBÉM...

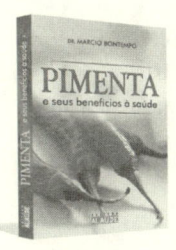

10 X 15 cm
152 páginas

PIMENTA E SEUS BENEFÍCIOS
À SAÚDE

Dr. Marcio Bontempo

Você sabia que a pimenta, aquele condimento de sabor picante, traz diversos benefícios à saúde? Na realidade, o poder nutricinal e medicinal fazem da pimenta um alimento muito saúdavel. Seu sabor ardente deve-se a uma substância com propriedades analgésicas e energéticas. Além de informações sobre suas aplicações medicinais, este livro apresenta algumas receitas nas quais a pimenta é o principal ingrediente, assim você poderá apreciar o sabor inconfundível desta autêntica especiaria.

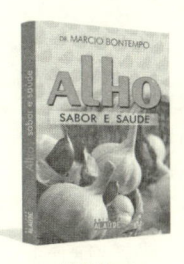

10 X 15 cm
152 páginas

ALHO - SABOR E SAÚDE

Dr. Marcio Bontempo

Não restam dúvidas acerca dos inúmeros benefícios do alho para a nossa saúde: é um antibiótico natural que combate muitas infecções, baixa o colesterol, protege o coração e favorece a circulação; é também um poderoso depurador e contém uma dose elevada de vitamina C, além de selênio – mineral antioxidante –, sendo ainda recomendado para o alívio de perturbações respiratórias. Conheça mais detalhadamente as indicações de seu uso no combate e prevenção de enfermidades, bem como os diversos benefícios que este alimento proporciona à sua saúde, além de aprender como escolhê-lo na hora da compra, como armazená-lo e como utilizá-lo para aproveitar melhor as suas propriedades em deliciosas receitas.

LEIA TAMBÉM...

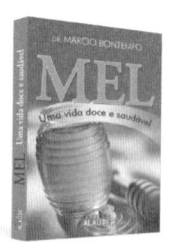

10 X 15 cm
152 páginas

MEL - UMA VIDA DOCE E SAUDÁVEL
Dr. Marcio Bontempo

Mel - Uma vida doce e saudável mostra as propriedades, curiosidades, benefícios para a saúde e indicações de uso do mel, seja ele puro ou combinado com outros elementos como gengibre, eucalipto, canela, etc. Um verdadeiro guia para aqueles que estão em busca de uma vida mais saudável e acreditam que a natureza oferece saúde em abundância. Estudos mostram que o mel também é um bom coadjuvante no tratamento de problemas pulmonares, da garganta, do coração e da visão, além de tonificar e rejuvenescer a pele e os músculos.

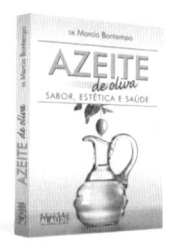

10 X 15 cm
152 páginas

AZEITE DE OLIVA - SABER, ESTÉTICA E SAÚDE
Dr. Marcio Bontempo

O azeite de oliva é um produto alimentar muito antigo, produzido a partir da prensagem de azeitonas. Azeite de Oliva – Sabor, estética e saúde *reúne informações sobre as propriedades, usos e aplicações do azeite de oliva na alimentação, no tratamento de disfunções, na estética e cosmética, na prevenção de doenças e na manutenção da saúde, mostrando por que o azeite tem sido tão recomendado na atualidade, e trazendo dicas de como utilizar esse saboroso alimento para ter uma dieta nutritiva, gostosa e muito saudável.*

LEIA TAMBÉM...

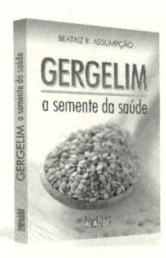

10 X 15 cm
152 páginas

GERGELIM -
A SEMENTE DA SAÚDE

Beatriz R. Assumpção

O gergelim é muito valioso em termos nutricionais, pois contém proteínas com aminoácidos essenciais, carboidratos, vitaminas, diversos minerais, além de fibras e lipídios importantes na redução do colesterol do sangue, com propriedades anticancerígenas, antioxidantes e antibacterianas, componentes do tecido nervoso, e importantes na prevenção da arteriosclerose. Mas o gergelim destaca-se mesmo por sua ação emoliente e laxante suave, pois umedece e lubrifica os intestinos e estimula o peristaltismo, evitando prisão de ventre, homorróidas e câncer de cólon. Abra este livro e descobra como usar os "mágicos" efeitos dessa verdadeira semente da saúde.

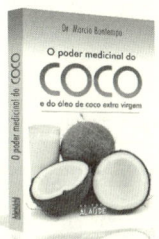

10 X 15 cm
152 páginas

O PODER MEDICINAL DO COCO E
DO ÓLEO DE COCO EXTRA VIRGEM

Dr. Marcio Bontempo

Essa é uma obra que reúne as informações mais recentes sobre o coco e seus subprodutos, que têm grande relevância na nutrição, no tratamento de doenças, na cosmética e em diversos outros aspectos. Traz também dados sobre o óleo de coco, considerado um alimento funcional por suas propriedades de prevenção e combate a doenças, ativação do sistema imunológico, além de ser importante na proteção contra enfermidades cardiovasculares. Com dicas, receitas e recomendações de como se utilizar desse extraordinário presente que a natureza oferece.

Para conhecer outros títulos,
acesse o site **www.alaude.com.br**,
cadastre-se, e receba
nosso boletim eletrônico com novidades.

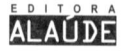